Dentiste et espion

Médecine à travers les siècles

Collection dirigée par le Docteur Xavier Riaud

L'objectif de cette collection est de constituer « une histoire grand public » de la médecine ainsi que de ses acteurs plus ou moins connus, de l'Antiquité à nos jours.
Si elle se veut un hommage à ceux qui ont contribué au progrès de l'humanité, elle ne néglige pas pour autant les zones d'ombre ou les dérives de la science médicale.
C'est en ce sens que – conformément à ce que devrait être l'enseignement de l'histoire –, elle ambitionne une « vision globale » et non partielle ou partiale comme cela est trop souvent le cas.

Dernières parutions

Jean GRANAT et Évelyne PEYRE, *« Bébé », un nain à la cour de Lunéville (1741-1764)*, 2018.
Xavier RIAUD, *Charles Godon (1854-1923) et Georges Villain (1881-1938), le maître et l'élève*, 2018.
Pauline GRUBER, *Histoire de l'anesthésie en odontologie de l'Antiquité au début du XXe siècle*, 2018.
Patrice PINET, *Les musiciens, la maladie et la médecine de Guillaume de Machaut à Béla Bartók*, 2017.
Annie BOYER-LABROUCHE, *Corps et âmes. Les hommes et la médecine au XVIIIe siècle*, 2017.
Xavier RIAUD (sous la dir. de), *Médecine à travers les siècles. 10 ans déjà ! (2006-2016)*, 2017.
Vincent BOUTON, *François II. La mort d'un roi de seize ans*, 2017.
René PRÉDAL, *L'étrange destin du Docteur Voronoff. En quête d'une jeunesse éternelle ?*, 2017.
Philippe SCHERPEREEL, *Philosophie et médecine*, 2017.
Xavier RIAUD, *Dent et archéologie*, 2017.
Michel A. GERMAIN, *Les tables d'opération. De l'Antiquité à nos jours*, 2016.
Philippe SCHERPEREEL, *Médecins et infirmières dans la guerre de Crimée. 1854-1856*, 2016.
Mélanie DECOBERT, *Odontologie médico-légale et Seconde Guerre mondiale*, 2016.

Xavier Riaud

Dentiste et espion

L'Harmattan

Du même auteur

- *La pratique dentaire dans les camps du IIIe Reich*, Coll. « Allemagne d'hier et d'aujourd'hui », L'Harmattan (éd.), Paris, 2002.
- *Les dentistes allemands sous le IIIe Reich*, Coll. « Allemagne d'hier et d'aujourd'hui », L'Harmattan (éd.), Paris, 2005.
- *L'influence des dentistes américains pendant la guerre de Sécession (1861-1865)*, Coll. « Médecine à travers les siècles », L'Harmattan (éd.), Paris, 2006.
- *Les dentistes, détectives de l'Histoire*, Coll. « Médecine à travers les siècles », L'Harmattan (éd.), Paris, 2007.
- *Première Guerre mondiale et stomatologie : des praticiens d'exception...*, Coll. « Médecine à travers les siècles », L'Harmattan (éd.), Paris, 2008.
- *Plaidoyer pour un enseignement historique de l'Art dentaire*, Coll. « Ethique & Pratique médicale », L'Harmattan (éd.), Paris, 2008.
- *Etude de la pratique odontologique et de ses déviances dans les camps de l'Allemagne nazie*, A.N.R.T. (éd.), Lille, 2008.
- *Quand la dent mène l'enquête...*, Coll. « Médecine à travers les siècles », L'Harmattan (éd.), Paris, 2008.
- *Pionniers de la chirurgie maxillo-faciale*, Coll. « Médecine à travers les siècles », L'Harmattan (éd.), Paris, 2010.
- *Histoires de la médecine bucco-dentaire*, Coll. « Médecine à travers les siècles », L'Harmattan (éd.), Paris, 2010.
- *Etude de la pratique dentaire dans les camps de l'Allemagne nazie, entre dérives et thérapeutiques médicales*, Les Editions Universitaires Européennes, Sarrebruck, 2010.
- *Odontologie médico-légale : entre histoire et archéologie*, co-écrit avec le Dr Francis Janot, Coll. « Médecine à travers les siècles », L'Harmattan (éd.), Paris, 2010.
- *Dentistes héroïques de la Seconde Guerre mondiale*, Coll. « Médecine à travers les siècles », L'Harmattan (éd.), Paris, 2011.
- *Chroniques odontologiques des rois de France et de la dynastie napoléonienne*, Coll. « Médecine à travers les siècles », L'Harmattan (éd.), Paris, 2011.
- *Les dentistes américains dans la guerre de Sécession (1861-1865)*, Coll. « Médecine à travers les siècles », L'Harmattan (éd.), 2ème édition, Paris, 2012.
- *Napoléon Ier et ses médecins*, Coll. « Médecine à travers les siècles », L'Harmattan (éd.), Paris, 2012, Prix de l'AAMSSA 2012.
- *Histoire indépendentaire*, Coll. « Médecine à travers les siècles », L'Harmattan (éd.), Paris, 2013.
- *Des dentistes qui ont fait l'Histoire...*, Coll. « Médecine à travers les siècles », L'Harmattan (éd.), Paris, 2013.
- *Odontologie médico-légale et serial killers, la dent qui en savait trop...*, coécrit avec le Dr Philippe Brousseau, Coll. « Médecine à travers les siècles », L'Harmattan (éd.), Paris, 2014.
- *Chirurgie dentaire et nazisme*, Coll. « Allemagne d'hier et d'aujourd'hui », L'Harmattan (éd.), Paris, 2015.
- *Et si la Seconde Guerre mondiale nous était racontée autrement...*, Coll. « Médecine à travers les siècles », L'Harmattan (éd.), Paris, 2015.
- *Napoléon Ier et ses dentistes*, Coll. « Médecine à travers les siècles », L'Harmattan (éd.), Paris, 2016.
- *Archéologies dentaires*, Les Editions Universitaires Européennes, Sarrebruck, 2016.
- *Dent et archéologie, une expérience vécue*, Coll. « Médecine à travers les siècles », L'Harmattan (éd.), Paris, 2017.

5-7, rue de l'Ecole-Polytechnique, 75005 Paris
http://www.editions-harmattan.fr
ISBN : 978-2-343-13993-7
EAN : 9782343139937

Avant-propos

Qui a déjà vu un James Bond ? Tout le monde, je pense. Sean Connery, George Lazenby, Roger Moore, Timothy Dalton, Pierce Brosnan et plus récemment Daniel Craig ont animé de nombreuses soirées dans mon enfance, dans mon adolescence, et toujours aujourd'hui. Des voyages, de l'action, de belles femmes, des méchants vraiment méchants… et des gadgets dont on parlait dans la cour de l'école. Et puis surtout, James – pardon « Jaaaames ! » –, au smoking, aux cheveux lissés et gominés qu'aucune bombe et aucune mitraillette ne parvenaient à dépareiller. Quant à la musique ! Cette musique envoûtante symbole même de tous les James Bond. Identifiable en toutes circonstances depuis l'autre bout de la maison, voire même à l'autre bout d'un téléphone.

Que de souvenirs ! Que de rêves d'aventures !

Et si les dentistes avaient pu être des espions, qui auraient-ils été ? Des Mata-Hari ? Est-ce que la réalité dépasserait la fiction ? Si oui, quelle serait leur réalité ? Leur rôle ? Leurs gadgets, pourquoi pas ? La lumière comme James Bond ou des hommes de l'ombre ?

Autant de questions qui n'ont eu de cesse de m'interpeller tout au long de la rédaction de cet opus.

Il est évident qu'on ne peut en aucun cas considérer cet ouvrage comme exhaustif. Démarré sur une idée un peu folle, les découvertes ont été conséquentes, suffisamment en tous cas pour justifier l'écriture de ce livre. Et puis, je me suis vraiment amusé à l'entreprendre…

Pourtant, les exemples cités seront un reflet très réaliste de toute mon argumentation. En tous cas, une approche

historienne comme toujours puisque des témoignages datant de la guerre de Sécession américaine me sont parvenus jusqu'à des anecdotes contemporaines surprenantes, mais de fait incontournables.
A la différence de James Bond, ces hommes ont tous connu la guerre : guerres napoléoniennes, guerre de Sécession, Première Guerre mondiale et Seconde Guerre mondiale, ou encore la guerre contre le terrorisme…
Ils ont tous rencontré l'horreur des conflits, évolué dans un contexte de suspicion extrême en essayant de ne pas se faire prendre et défendu avec ardeur une cause à laquelle il croyait au risque d'y laisser la vie.
Voici leur histoire…

Guerres napoléoniennes (1800-1815)

Dent et espion

« On a souvent regretté, pendant la campagne de 1814, d'avoir laissé, dans différentes villes de guerre de la Pologne, de la Prusse et de l'Allemagne, de trop fortes garnisons françaises, s'élevant à plus de 130.000 hommes, et d'avoir privé ainsi de ses troupes les plus aguerries l'armée qui allait combattre pour ses foyers domestiques.
Napoléon voulut, mais trop tard, rappeler une partie de ces garnisons à son secours ; il fit expédier au maréchal Davoust et au général Lemarrois, qui occupaient l'un Hambourg et l'autre Magdebourg, ainsi qu'aux commandants de Maëstricht et des autres villes étrangères occupées par les Français, des ordres où il leur enjoignait de sortir de leurs places avec toutes leurs troupes, d'en opérer la jonction et de rentrer en France[1].
L'émissaire envoyé à Magdebourg était allemand ; il avait longtemps habité Magdebourg, et connaissait beaucoup de monde dans les environs ; il avait caché, dans le creux d'une dent gâtée, le billet dont il était porteur ; mais, arrivé dans un bourg voisin de la place, la douleur causée par une horrible fluxion dont il fut attaqué, et qui devait peut-être sa naissance au corps étranger renfermé dans sa dent, le força à le retirer.
En proie au plus violent chagrin, il ne put le cacher à un serrurier, son ami intime, chez lequel il était logé, et il finit par lui en confier la cause, sous le sceau du plus grand secret. Le serrurier ne se borna pas à lui garder le secret ; il voulut encore mieux le servir, et il fit exprès

[1] Cf. Cabanès Augustin, *Dents & dentistes à travers l'histoire*, Laboratoires Bottu (éd.), Paris, tome II, 1928.

pour lui une clef autour de laquelle il roula son billet qu'il recouvrit ensuite d'une mince feuille d'acier.
Muni de ce nouveau moyen de succès, notre émissaire acheta de l'eau-de-vie, quelques autres liqueurs, et il s'en alla les vendre au camp devant Magdebourg ; il y retourna plusieurs jours de suite, et chaque jour il s'approcha davantage de la place ; il était enfin parvenu au dernier avant-poste du corps de blocus ; il voyait bien la position des avant-postes français ; il étudiait les moyens de les joindre sans danger la nuit suivante, et se croyait déjà certain d'y réussir. Plein de joie de se voir si près de son but, espérant d'ailleurs mieux endormir ainsi la défiance des ennemis, il se répandit en propos plaisants et fit le généreux avec les soldats, en leur donnant, pour rien ou presque rien, de l'eau-de-vie et d'autres boissons très chères aux Allemands ; mais, à son grand malheur, il éveilla l'attention de l'officier qui commandait le poste[2].
— Qui es-tu donc pour venir ainsi égayer et régaler nos soldats, lui demanda cet officier ; ne serais-tu pas un espion ?
— Moi, un espion ! Ah ! Vous pouvez vous informer ; je ne crains rien ; je suis connu dans le pays. Demandez à tels et tels dans le bourg voisin ; à tels et tels dans cet autre village : vous saurez alors qui je suis et si je suis homme à faire l'espion.
— Tu as l'air bien fier, bien sûr de ton fait, mais cela ne m'empêchera pas de te faire fouiller.
Aussitôt, les soldats procèdent à cette opération, et, entre autres choses, ils saisissent la fatale clef qui renfermait le billet, et la remettent à l'officier. Comme, d'ailleurs, ils ne trouvèrent rien de suspect, celui-ci, près de la rendre, y reporta les yeux :
— Elle est bien neuve, dit-il à l'émissaire.

---

[2] Cf. Cabanès Augustin, *Dents & dentistes à travers l'histoire*, Laboratoires Bottu (éd.), Paris, tome II, 1928.

— Lorsqu'on a perdu sa clef, reprend celui-ci, il faut bien en faire refaire une neuve.
— On te l'a refaite bien faible ; elle cède et plie sous la pression du doigt.
— Faible ou non, elle n'en est pas moins bonne pour moi, car elle ouvre très bien mon tiroir.
Cependant, l'officier frappe la clef avec un couteau et il remarque qu'elle rend un son tout particulier ; il la racle avec la pointe du même couteau ; la feuille d'acier qui la recouvrait commence à se soulever par le bord, elle se détache peu à peu, et, enfin elle laisse à découvert le billet qui ordonnait au général Lemarrois de sortir de Magdebourg avec toute sa garnison.
Le pauvre diable d'émissaire fut fusillé ; sa fluxion fut cause de sa mort, et peut-être aussi de la ruine de Napoléon, car il eût mieux dérobé son billet dans l'intérieur de sa dent, et serait sans doute parvenu à se jeter dans Magdebourg ; le général Lemarrois se serait joint au maréchal Davoust ; ils seraient rentrés en France, en recueillant sur leur route les garnisons des autres places fortes, et le sort du monde en eût probablement été changé, car les troupes inaguerries qui les cernaient n'auraient pu leur résister[3]*. »*

Les troupes françaises enfermées à Magdebourg (15 septembre 1813 - 20 mai 1814), assiégées par l'armée prussienne, ne rentreront en France, qu'en 1814, à la première capitulation de Napoléon.

[3] Cf. Cabanès Augustin, *Dents & dentistes à travers l'histoire*, Laboratoires Bottu (éd.), Paris, tome II, 1928.

Guerre de Sécession (1861-1865)

Dr Henry Parr (1843-1932), un agent secret confédéré

Le 29 janvier 1863, Henry Albert Parr déclarait être né à New York autour de 1843. Mais, le mystère demeure sur sa date et son lieu de naissance. Peut-être est-ce dû à ses activités d'agent secret ?
Au début de la guerre de Sécession, Parr quitte sa maison dans le Tennessee pour rejoindre le 2ème bataillon de cavalerie du Kentucky commandé par le général John Hunt Morgan[4]. Son premier fait d'armes reconnu date du 26 février 1862. Il fait partie de douze volontaires qui réussissent à pénétrer les lignes ennemies et à mettre le feu à un bateau à vapeur fédéral à Nashville. Il est très difficile de situer le moment exact où Parr est devenu un agent secret confédéré. En 1863, il est envoyé à nouveau à Nashville. Il y tient un drugstore de la W. F. Gray Company. En fait, sa mission est de pousser les soldats nordistes à déserter. Il y parvient en fabriquant de faux papiers. Il est suspecté, mais il n'est jamais inquiété.
Associé à John Brain, Parr recrute des hommes afin de s'emparer d'un bateau fédéral, le *Chesapeake*. Ce bateau transporte pour 10 000 $ de sucre destinés au Canada. Le samedi 5 décembre 1863, Parr et ses hommes embarquent sur le navire en destination de Portland. Le 7, les pirates s'emparent du bateau. Un navire de guerre nordiste *Ella and Annie* est lancé à la poursuite du *Chesapeake* après le 10. Un deuxième vaisseau de guerre, l'*USS Dacotah*, part à son tour à la poursuite du *Chesapeake* qui est repris le 15,

---

[4] Cf. Hyson John Jr & Swanson Ben, « Portrait of a Confederate Secret Agent: Henry A. Parr, D.D.S. », in *J. Hist. Dent.*, 1996 Jul; 44(2): 53-60.

aux soldats confédérés dans les eaux territoriales britanniques. Le navire doit être remis aux autorités canadiennes sur ordre du Département de la Navy de Washington. Le commandant de l'*USS Dacotah* hésite à exécuter cet ordre. Il finit par céder alors que les fusils canadiens sont sur le point de faire feu. Cet acte de piraterie en haute mer déclenche une crise internationale entre le Canada et les USA qui a failli pousser l'Angleterre à entrer en guerre.

Brain et son comparse se font une spécialité d'attaquer des bateaux nordistes. Ils s'emparent du *Roanoke*, en 1864. Avec celui-ci, ils capturent deux bricks[5]. Une tempête les pousse à saborder le navire. Le 1er avril 1865, se faisant passer pour des soldats nordistes, ils investissent la goélette *Saint Mary*. Dernier bateau confédéré dans les Caraïbes, il est brûlé le 7 avril. La guerre finit le 9 avril. Parr rentre alors au Canada.

Après la guerre, son parcours est chaotique. Il est tour à tour pharmacien, mis en accusation de meurtre dans l'affaire du *Chesapeake* et finalement dentiste.

En 1884, à l'âge de 38 ans, il obtient son doctorat en chirurgie dentaire à Baltimore. De 1885 à 1922, il se rend utile comme enseignant dans l'université qui l'a formé.

En novembre 1885, il présente un premier cas de bridge avec des couronnes sur pivot ancrées dans les racines des dents. En septembre 1887, il présente des couronnes en or avec une face en porcelaine. En 1889, il décrit, dans le *Dental Cosmos*, les « attaches à ressorts » pour les dentiers partiels amovibles qui s'adaptent parfaitement aux contreforts d'une couronne. En plus d'apporter une meilleure stabilité, cela facilite l'entretien et les réparations.

Le Dr Henry Parr exerce pendant 15 ans à New York. Après la guerre de Sécession, Ulysses S. Grant devient l'un de ses patients. Il décède le 6 août 1932, à New York,

---

[5] Cf. Hyson John Jr & Swanson Ben, 1996 Jul, pp. 53-60.

à l'âge de 86 ans. Il est resté jusqu'au bout un « rebelle » confédéré.

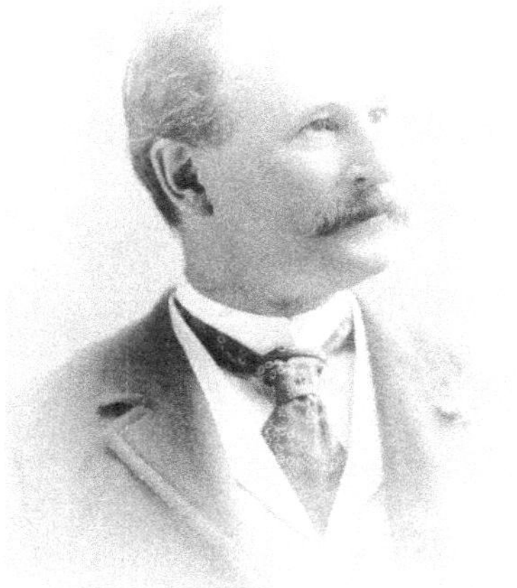

Dr Henry Parr (1843-1932)[6].

[6] Cf. The Dr Samuel D. Harris National Museum of Dentistry, Baltimore, 2005, © The Dr SDHNMD.

Première Guerre mondiale (1914-1918)

Amédée Hesse (1970-1915), le dentiste patriote

Pierre-Amédée Hesse est né à Metz, le 26 juillet 1870. Chirurgien-dentiste, il s'installe à Spa, au début du XXe siècle. Fin mai 1907, il épouse en secondes noces, la Spadoise Marie Sury avec qui il aura 3 fils (Jacques, Jean et Amédée). Le contenu des publicités qu'il fait paraître dans la presse locale précise que son cabinet dentaire utilise les techniques américaines et qu'il réalise des dentiers perfectionnés et brevetés dont il est l'inventeur. Outre ses activités professionnelles, il pratique couramment le vélo et crée, en avril 1908, avec quelques amis la société de pêche La Warfaazienne dont il est le premier président[7].

En août 1914, il ne peut accepter l'invasion allemande et devient très vite un agent de renseignements pour l'état-major français. Le 26 août 1915, il est arrêté à son domicile, avenue du Marteau (de nos jours avenue Reine Astrid). Condamné le 15 octobre à la peine de mort, il est fusillé à Liège, le 18 du même mois. Le 2 août 1919, sa dépouille est exhumée et transférée à Spa où des funérailles solennelles sont organisées le mardi 5 août.

Le 25 juillet 1920, La Warfaazienne inaugure, au Lac de Warfaaz, adossé à la colline au niveau du barrage, un monument à la mémoire de son président fondateur. En 1940, les Allemands détruisent le monument, comme ils l'ont fait avec beaucoup de souvenirs de la Guerre 14-18 dans les territoires qu'ils occupent. Grâce à l'architecte Ivan Dethier, qui a sauvé et conservé l'effigie du

---

[7] Cf. Le Campinaire Jean, « Amédée Hesse, le dentiste espion », in *www.sparealites.be*, 2014.

monument, en 1946, le mémorial est reconstruit, mais pas à l'identique[8].

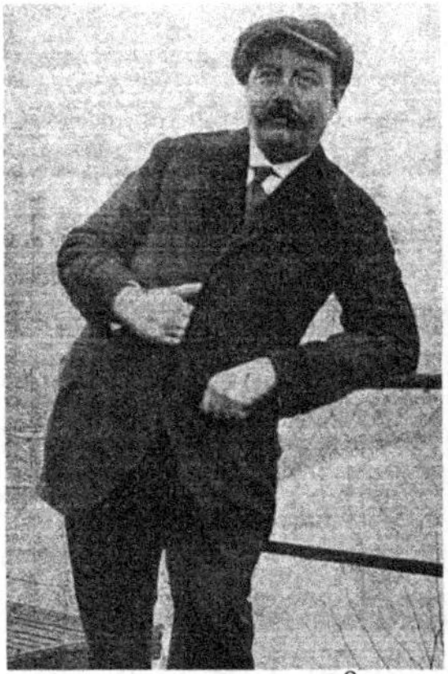

Amédée Hesse[9].

[8] Cf. Le Campinaire Jean, « Amédée Hesse, le dentiste espion », in *www.sparealites.be*, 2014.
[9] Cf. Le Campinaire Jean, « Amédée Hesse, le dentiste espion », in *www.sparealites.be*, 2014.

Paul-Marie Bolo (1867-1918), l'aventurier

Paul-Marie Bolo est né le 24 septembre 1867, à Marseille. Petit-fils d'un notaire des Bouches-du-Rhône, fils d'un clerc de notaire provençal, il étudie pour devenir dentiste et ouvre un cabinet à Marseille[10]. Jugeant la chirurgie dentaire peu lucrative, Bolo abandonne sa profession pour se tourner vers le commerce maritime et colonial[11].

À la fin des années 1880, il quitte la France et part s'installer en Espagne[12]. Il disparaît jusqu'en 1892 où il s'installe à Paris pour ouvrir un cabinet d'affaires. Bientôt, un mandat d'arrêt est émis contre lui et il doit s'enfuir. Il réapparaît en Argentine où il se marie à une chanteuse. Suite à un vol de bijoux commis à Valparaiso, il est arrêté. Sa femme paie la caution. A peine sorti de prison, Bolo la quitte et rentre en France en 1904. De retour à Paris, il se marie avec une certaine Mme Muller, née Pauline Moiriat, veuve d'un riche négociant en vins de bordeaux. Sa nouvelle épouse lui signe une procuration sur sa fortune. Paul Bolo est désormais riche. Il voyage à travers le monde et reçoit avec grand faste.

Pendant les dix années qui suivent, il entreprend. Commerces, banques, philanthropie, tout y passe. Il se lie

[10] Cf. Tissot Janine, « Bolo Pacha », in *www.janinetissot.fdaf.org*, sans date.

[11] Cf. Lemmings, « Bolo-Pacha, le nationaliste français condamné à mort sous Raymond Poincaré (républicain modéré et conciliant) », in *lemmings.unblog.fr*, 2016.

[12] Cf. Valode Philippe, *Espions et espionnes de la Grande Guerre*, First (éd.), Paris, 2014.

à d'importants hommes politiques dont le ministre Joseph Caillaux à qui il écrit régulièrement[13].
En 1914, il devient le conseiller financier d'Abbas II Hilmi, khédive d'Egypte. Ce dernier lui confère le titre de pacha. Le 18 décembre 1914, le khédive, nationaliste et considéré comme trop proche de l'Allemagne, est déchu de son trône par les Anglais. Il s'enfuit en Suisse. Bolo demeure son conseiller en exil. Par son entremise, il entre en contact avec des banques allemandes et étrangères dans le but de contrôler des quotidiens français et d'en faire des organes d'influence pro-pacifistes. Ces journaux sont *Le Journal* ou encore *Le Bonnet rouge*[14].
En janvier 1917, Aristide Briand, mais aussi Georges Clemenceau ordonnent une enquête. Les services secrets français durant l'année 1917 établissent un lien direct entre Bolo et une banque américaine sise à New York. Divers comptes bancaires en France au nom de Bolo ont été crédités d'un total de 11 millions de marks émis par la Deutsche Bank, via la fameuse banque américaine[15].
Arrêté en septembre 1917, Bolo-Pacha est jugé par le 3e conseil de guerre en février 1918 et condamné à mort[16].
Bolo est condamné à mort le 14 février, le président Raymond Poincaré refuse de signer sa grâce. Il est exécuté le 17 avril 1918 au fort de Vincennes[17].

---

[13] Cf. Lemmings, « Bolo-Pacha, le nationaliste français condamné à mort sous Raymond Poincaré (républicain modéré et conciliant) », in *lemmings.unblog.fr*, 2016.
[14] Cf. Tissot Janine, « Bolo Pacha », in *www.janinetissot.fdaf.org*, sans date.
[15] Cf. Lemmings, « Bolo-Pacha, le nationaliste français condamné à mort sous Raymond Poincaré (républicain modéré et conciliant) », in *lemmings.unblog.fr*, 2016.
[16] Cf. https://www.senat.fr, *L'affaire « Bolo-Pacha »*, sans date.
[17] Cf. Valode Philippe, *Espions et espionnes de la Grande Guerre*, First (éd.), Paris, 2014.

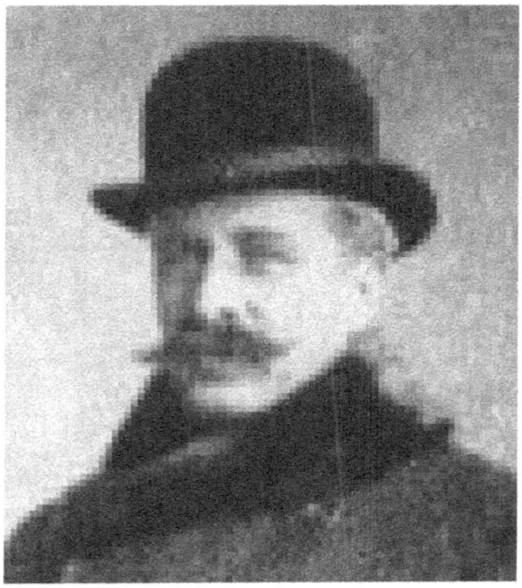
Paul-Marie Bolo.

Soupçons

Ou comment des rumeurs infondées, des jalousies mesquines font de vous un espion fabriqué de toutes pièces et salissent un nom de façon parfois irrémédiable... Louis Robach, par sa foi inébranlable en la vie, nous donne, ici, une vraie leçon de vie.

Lundi 3 août 1914 : le deuxième ordre de mobilisation des armées françaises vient d'être édicté. La guerre avec l'Allemagne est sur toutes les bouches. Le dentiste Louis Robach a travaillé toute la journée du vendredi précédent[18]. Il a parlé sans se cacher et délivrer son opinion aux rombières qui sont venues se faire soigner à son cabinet. Il est convaincu que la guerre ne peut avoir lieu, la France n'étant économiquement pas capable d'assumer, selon lui, un effort de guerre et l'Allemagne étant un partenaire commercial de premier ordre.
Il n'en faut pas plus pour dénoncer notre praticien.
Ce fameux lundi, Robach voit le maire de Condom, ville où il exerce depuis 16 ans, venir à son domicile avec le procureur et des gendarmes. Il ne cache pas son émoi lorsque le maire lui notifie son arrestation. Il lui présente l'ordre en provenance du général commandant la 17ème région militaire de Toulouse. Une perquisition a été diligentée par ce même militaire au domicile du dentiste.
En effet, Robach a fait plusieurs voyages à l'étranger qui lui ont peu coûté : Allemagne, Egypte,... En effet, il a 3 enfants à nourrir et il soigne très souvent ses patients

[18] Cf. Robach Louis, *Mémoires. Mes campagnes*, T. 2, c. 1948-1950, pp. 51-72.

gratuitement. *« Comment peut-il vivre et nourrir sa famille décemment ? Comment peut-il voyager à moindres frais ? Il doit percevoir des revenus de provenance douteuse ? Allemands peut-être ? Allemands sûrement ? Avec un nom pareil*[19]*. »*
En effet, il dispose d'une lunette de vue qui lui permet d'observer… la nature. Et il prend régulièrement des photographies. En effet, il a partagé le scepticisme ambiant et ne s'en est pas caché auprès de ses concitoyens, et patients. En effet, il a demandé l'autorisation d'avoir un poste de télégraphe sans fil pour laquelle il attend toujours une réponse de la préfecture.
Louis Robach a un réflexe[20]. Il se tourne vers le procureur et lui demande de rester avec eux lors de sa perquisition, estimant que sa femme ne sera pas à même de répondre aux diverses interrogations. Le procureur accepte et bien lui en prend. La foule amassée à l'extérieur aurait lynché le dentiste s'il avait seulement pointé le bout de son nez.
Lorsque l'ordre arrive au maire et qu'il se rend au domicile du dentiste, la rumeur enfle. La foule se précipite dans son sillage. *« Robach est allemand ! »* C'est d'autant plus ridicule que le dentiste est réserviste et attend son ordre de mobilisation.
Tout est fouillé. Le domicile, le cabinet dentaire et même notre homme. Tous les clichés photographiques sont méthodiquement examinés, en particulier ceux de la frontière. Robach possède des armes. Il en remet deux au maire.
En soirée, les magistrats quittent le domicile. Robach est libre, mais l'ambiance générale lui fait comprendre qu'il vaut mieux ne pas sortir de chez lui. Sa femme est abattue.

---

[19] C'est ce que le juge venu le 4 août à son domicile lui dira sommairement.
[20] Cf. Robach Louis, *Mémoires. Mes campagnes*, T. 2, c. 1948-1950, pp. 51-72.

Louis arme les armes qu'il est parvenu à dissimuler et les cache sous son oreiller.

Mardi 4 août : la guerre entre l'Allemagne et la France est déclarée. Le juge vient au domicile de Robach pour lui notifier les raisons de sa mise en accusation. Ses propos pessimistes du vendredi précédent ont été jugés germanophiles et c'est bien sur dénonciation que les gendarmes sont venus le quérir.
Mercredi 5 août : un agent de police vient à son domicile. Deuxième perquisition. Robach reste confiné à son domicile.
Jeudi 6 août : l'agent de police revient chercher les éléments qui ont été saisis. En sortant, pour justifier l'arrestation, il criera à qui veut l'entendre qu'il est venu récupérer la correspondance allemande du dentiste. Dans un petit village comme Condom, les nouvelles vont vite. Cela restera.
Son fils James connaît à son tour des problèmes. On l'accuse d'être allemand.

Vendredi 7 août : Robach reste enfermé.

Samedi 8 août : Robach revient au cabinet pour soulager une femme qui souffre. Le maire lui refuse une affiche de protestation[21]. Robach écrira une lettre de protestation qu'il fera envoyer à une centaine de personnes (15 août 1914).
Septembre se passe, puis octobre. Les patients reviennent. Le maire lui refuse une affiche de protestation. Robach écrira une lettre de protestation qu'il fera envoyer à une centaine de personnes.

---

[21] Cf. Robach Louis, *Mémoires. Mes campagnes*, T. 2, c. 1948-1950, pp. 51-72.

Le 1er décembre 1914 : Robach est mobilisé en tant que sous-officier à la réserve du 129ème régiment territorial d'infanterie à Agen.

Louis Robach (1871-1959) est chirurgien-dentiste de profession, mais c'est en tant qu'alpiniste, astronome, photographe et voyageur impénitent qu'il se préfère. Il écrit ses mémoires dans 5 carnets où il décrit son goût immodéré pour la nature, ses multiples ascensions en France et dans le monde. Il s'y raconte en tant qu'homme libre et passionné, avec un sens de l'humour indéniable.

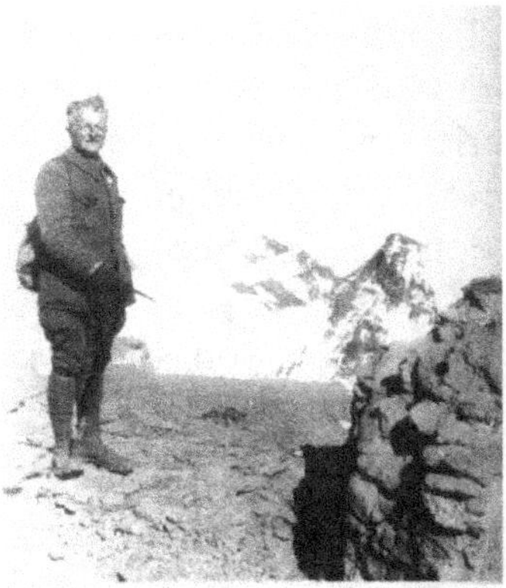

Louis Robach sur les flancs de l'Aconcagua à 5500 m en février 1929.

La comtesse Denise de...

La comtesse Denise de... avait 18 ans en 1914. Elle était pensionnaire d'une maison d'éducation religieuse[22]. De bonne famille française, elle doit faire son entrée dans le monde. En juillet 1914, elle rejoint sa famille à Paris où elle voit arriver les premiers blessés. Elle décide d'aider à soigner les blessés. Elle suit une formation d'infirmière volontaire et se distingue tout de suite par son courage, et son abnégation. Elle doit partir pour un hôpital de campagne. Mais, sa rencontre avec le dentiste K. de nationalité américaine en décide autrement. Elle le rencontre plusieurs fois. Quelque temps après, plusieurs rages de dents la gagnent et lui imposent de consulter. Denise consulte à plusieurs reprises le dentiste K. Medium et sensible au spiritisme, constat qu'elle avoue au praticien, ses maux de dents cèdent aux premières tentatives de suggestion mentale.

Peu de temps après, Denise est affectée à un hôpital proche du front. Elle se distingue et les médecins ne cessent de louer ses qualités. Les blessés également. Elle se dévoue sans compter et guérit de nombreux artilleurs dont les pièces d'artillerie, rapatriées du front, séjournent à proximité de son hôpital.

Et ses maux de dents reviennent épisodiquement. Elle doit demander une permission à chaque fois pour gagner Paris et s'y faire soigner.

---

[22] Cf. Collectif, *L'espionnage et le contre-espionnage pendant la Guerre mondiale, d'après les archives militaires du Reich, Première Guerre mondiale*, T. 1, Nouveau Monde (éd.), 2012, pp. 138-142.

Sa famille côtoie les officiers de l'Etat-major. Très vite, les services de renseignements constatent des choses anormales sur le front : des positions reprises, des dépôts de munitions détruits, etc. L'artillerie française est régulièrement dominée par celle allemande dans l'Argonne. Deux enquêteurs sont missionnés. Ils épluchent toutes les lettres et toutes les correspondances. Ils constatent assez vite que la jeune infirmière demande régulièrement à des soldats renvoyés vers la capitale de déposer des lettres au dentiste américain. Ses lettres ne contiennent que des renseignements généraux sur son état bucco-dentaire, ce qui les rend insoupçonnables. Elles sont envoyées malgré tout au laboratoire d'analyses judiciaires. Là, rien ne se passe[23].

Intrigués, les deux enquêteurs décident de se faire passer pour blessés afin d'observer la jeune femme in situ. Ils font le constat qu'elle détient dans sa chambre une carte d'Etat-major avec l'emplacement exact des troupes françaises et de celles allemandes. Ils fouillent sa chambre. Sans succès. C'est alors qu'ils reçoivent une missive du laboratoire les informant qu'avec un procédé de détection par électrolyse, des lignes écrites avec une solution d'amalgame d'argent sont apparues. Ce sont des renseignements précis sur les positions des troupes françaises. Denise est aussitôt arrêtée. Le dentiste est déjà parti quand les gendarmes viennent le chercher.

La jeune femme passe en conseil de guerre, mais est incapable de répondre, ne se souvenant de rien. Elle finit par se souvenir du matériel qu'elle utilise pour écrire ses lettres. Elle déclare aussi se remémorer les « maux de dents nerveux » que le dentiste K. soignait avec des séances d'hypnose. La jeune femme se rappelle alors les consignes que ce dernier lui avait indiquées et tous ses

---

[23] Cf. Collectif, *L'espionnage et le contre-espionnage pendant la Guerre mondiale, d'après les archives militaires du Reich, Première Guerre mondiale*, T. 1, Nouveau Monde (éd.), 2012, pp. 138-142.

efforts pour glaner des renseignements auprès des officiers d'artillerie de la région.
La jeune femme ne passera jamais en conseil de guerre. Le soir, elle est retrouvée morte dans sa cellule. Elle s'est suicidée.

Seconde Guerre mondiale (1939-1945)

Gadgets à la James Bond

Dans un livre intitulé *The British Spy Manual*, le musée de la Guerre britannique livre pour la première fois les secrets des agents de la SOE[24].
La SOE (Special Operations Executive) est créée par Winston Churchill en 1940, à l'insu du Parlement, et est dissoute six ans plus tard. Son but était de regrouper les résistants et de leur fournir les moyens nécessaires à la lutte contre l'ennemi. Ses agents s'en sont pris à un grand nombre d'infrastructures allemandes et ont éliminé de nombreux dirigeants nazis. Chirurgiens, dentistes et armuriers étaient au service des agents de la SOE. Dans un chapitre du livre, il est ainsi écrit : *« Un éminent chirurgien plastique et son équipe étaient à notre disposition (...). Le visage pouvait être modifié pour éliminer les caractéristiques principales des origines raciales de son propriétaire. »* Le dentiste intervient dans la construction de nouvelles identités. Il a la charge, dans un souci de crédibilité absolue, de la réfection d'amalgames dentaires selon une composition conforme aux techniques du pays où l'agent du SOE sera missionné. En effet, il est possible d'avérer une origine en fonction de la composition d'un amalgame dentaire, voire de la façon dont il est mis en place[25].

Il est évident que des prothèses dentaires amovibles factices (= dentiers) ont été fabriquées pour modifier la

---

[24] Cf. www.atlantico.fr, *Les espions de la 2ème Guerre mondiale, leurs rats kamikazes et autres gadgets : les trucs de l'ingénieux manuel qu'apprenaient par cœur les agents britanniques*, 2014.
[25] Cf. https://fr.wikipedia.org, *Special Operations Executive*, 2017.

physionomie d'un individu. Les espionnes du KGB étaient toutes équipées d'un tube de rouge à lèvres (1965), surnommé le « baiser de la mort », équipé d'une balle de 4,5mm qui pouvait sans problème tuer un homme à bout portant en cas de problèmes. Celles de la CIA, quant à elles, possédaient un rouge à lèvres avec une lame de couteau longue de 3,5 cm[26]. Les services secrets français étaient aussi équipés de ce système.

« Le grand duc vole de nuit », « Le dentiste est enragé », « Vercingétorix a quitté Alésia »... Si la plupart d'entre nous connaît ces phrases au caractère incongru et les associe à l'écoute clandestine des programmes radio de la BBC pendant la Seconde Guerre mondiale, nous sommes certainement moins nombreux à savoir que leur emploi a été imaginé par un agent français (Georges Bégué) des services secrets britanniques opérant dans l'Indre[27].

De nos jours, on trouve des brosses à dents électriques factices qui ne sont que des caméras dissimulées en vente libre sur Internet. De même pour des étuis à cigarettes factices avec des caméras dissimulées dedans.

---

[26] Cf. Combis-Schlumberger Hélène, « Matériel d'espionnage : c'est pas du gadget », in *www.franceculture.fr*, 2016.

[27] Cf. www.le-petit-berrichon.com, *Exposition « Le grand duc vole de nuit. Radio et Résistance pendant la Seconde Guerre mondiale »*, 2013.

Le cyanure

Occulter le cyanure aurait été compliqué. Bien qu'il soit connu depuis l'Antiquité, ce poison a joué un rôle considérable pendant la Seconde Guerre mondiale, puisqu'il constitue l'arme principale d'extermination des populations juives dans les chambres à gaz, par l'entremise du Zyklon B, un pesticide à base d'acide cyanhydrique commercialisé par la Société allemande de lutte contre les parasites, la Degesch. En 1940, Degesch en produit une tonne annuelle et ce chiffre monte jusqu'à 37 tonnes en 1944[28].

Des expérimentations sur le cyanure directement sur les détenus du camp de concentration de Sachsenhausen ont été effectuées.

Mais, c'est aussi le poison que Joseph Goebbels, ministre du Reich à l'éducation du peuple et à la propagande, choisit pour tuer ses enfants, à l'arrivée des Russes dans Berlin.

De même pour Heinrich Himmler, ministre de l'Intérieur du Reich, chef absolu de la SS et de la Gestapo, Hermann Göring, ministre de l'Air et commandant en chef de la Luftwaffe, Richard Glücks, général dans la SS, dirigeant au sein de l'économie de la SS en charge des camps de concentration (SS-WVHA) et inspecteur général des camps de concentration, et Eva Braun, la compagne de Hitler[29].

---

[28] Cf. fr.wikipedia.org, *Cyanure*, 2015.

[29] Cf. Méchoulam Gérard, « Les médecins de la mort », in *shoah-solutionfinale.fr*, 2014.

Le mystère entourant le suicide du dirigeant nazi Hermann Göring pourrait avoir été résolu par un ex-GI pris de remords qui a confessé avoir donné, à Göring, la capsule de cyanure que ce dernier a utilisée pour se suicider, le 15 octobre 1946. Herbert Lee Stivers sert comme garde au procès de Nuremberg des principaux dirigeants nazis pour crimes de guerre, en 1946, où Göring, le n° 2 du régime de Hitler, est jugé en même temps que 21 autres chefs nazis. Diverses théories ont été avancées selon lesquelles Göring aurait caché l'ampoule sur sa personne, sous une couronne dentaire en or, dans une dent creuse, sous des cheveux lissés en arrière, dans son nombril ou dans son rectum.

Heinrich Himmler, le Reichsführer SS, est capturé par les Américains le 23 mai 1945. Il porte l'uniforme d'un sergent-major de la police allemande.

Un sous-officier britannique, le sergent-major Edwin Austin[30], raconte la scène du 23 mai 1945 : *« On ne savait pas que c'était Himmler, je savais seulement que c'était un prisonnier important. Quand il est entré dans la pièce, non pas la personne élégante que nous connaissons tous, mais en chemise de l'armée et en caleçon long, avec une couverture autour du corps, je l'ai aussitôt reconnu. Je lui ai adressé la parole en allemand, je lui ai indiqué un canapé libre et je lui ai dit : « Voilà votre lit, déshabillez-vous ». Il m'a regardé, puis il a regardé un interprète et il a dit : « Il ne sait pas qui je suis ! » J'ai dit : « Si je sais, vous êtes Himmler et ceci est votre lit, déshabillez-vous ! » Il m'a regardé fixement, mais je lui ai rendu son regard, finalement il a baissé les yeux et s'est assis sur le lit et il a commencé à retirer ses caleçons. Le médecin et le colonel sont entrés, ils cherchaient du poison, nous le soupçonnions d'en dissimuler sur son corps. Le médecin a*

[30] Cf. Knopp G., Schmidt A. & Hillesheim H., *Himmler, der Vollstrecker*, Arte-ZDF, 1996.

regardé entre ses orteils, partout sur son corps, sous ses bras, dans ses oreilles, derrière ses oreilles, dans ses cheveux et puis il est arrivé à sa bouche. Il a demandé à Himmler d'ouvrir la bouche, il a obéi et il arrivait à remuer la langue assez facilement. Mais, le docteur n'était pas satisfait, il lui a demandé de se rapprocher de la lumière, il s'est approché et il a ouvert la bouche. Le docteur a essayé de lui mettre deux doigts dans la bouche pour mieux regarder. Alors, Himmler a retiré la tête d'un seul coup, a mordu le docteur aux doigts et a cassé la capsule de poison[31] *qu'il gardait depuis des heures dans la bouche. Le docteur a dit : « Il l'a fait, il est mort ». On a mis une couverture sur lui et on l'a laissé là. »*

Himmler meurt 15 minutes après avoir absorbé l'ampoule de cyanure entre ses dents. Le médecin a tenté de le faire vomir en enlevant de la chaux du plafond, en la mettant dans un seau rempli d'eau et en lavant l'estomac à l'aide d'une pompe. En vain[32].

Le Special Operations Executive fondé par Churchill usera du même procédé pour ses agents[33]…

[31] Cf. Norman Solkoff, *Beginnings, Mass Murder, and Aftermath of the Holocaust*, University Press of America, 2001, p. 155.
On parle d'une capsule de cyanure dans une dent creuse.
[32] Cf. Alan Wykes, *Himmler*, Ballantine Books, 1972, p. 159.
[33] Cf. https://fr.wikipedia.org, *Special Operations Executive*, 2017.

Pierre Audigé (1908-1944)

Un jour que je me promenais dans les rues de la ville de Nantes avec ma femme et ma fille, j'ai été interpellé par une plaque commémorative située dans une cage d'escalier au 9, rue Boileau. Quelques jours plus tard, je suis revenu avec un crayon pour en noter le texte.
« Ici s'élevait le cabinet dentaire de Pierre Audigé, résistant, responsable pour Nantes et la région de Basse Loire du Mouvement Libération-Nord, puis du Réseau Cohors-Asturies. Nommé en 1942 par Jean Cavaillès, fondateur de ces organisations, il fut arrêté par la Gestapo, torturé et disparut dans les geôles nazies en juin 1944. Mort pour la France. »
Après quelques recherches, j'ai découvert qu'une rue de Nantes et une autre à Caen portent toutes les deux le nom de Pierre Audigé.

Pierre Audigé est originaire de Toulouse. Pourtant, c'est à la Faculté de médecine de Paris qu'il choisit de faire ses études. Par la suite, il vient s'installer à Nantes où il dirige le plus gros cabinet dentaire avant la guerre. Tous ceux qui l'ont connu attestent qu'il était un brillant dentiste.
Pierre refuse la capitulation. A son retour du front, associé à d'autres dentistes, il décide de s'engager dans la Résistance[34]. *« La baleine allaite ses petits »* est à ce titre

[34] Cf. Audigé Simone, *La baleine allaite ses petits*, Editions du Moulin vieux, 1990.

une phrase de reconnaissance codée qu'ils échangent entre eux[35].
Un cabinet dentaire, ou médical, est un lieu propice aux échanges d'informations, de par les gens qui y circulent. Un flot permanent de renseignements peut ainsi y être véhiculé. C'est ainsi que les médecins et les dentistes ont participé activement à différents réseaux de la Résistance française. Beaucoup d'entre eux ont été capturés, peu ont survécu[36].

Pierre Audigé a pour mission de rechercher des terrains de parachutages auxquels il participe, d'entreposer et de cacher ce qui a été envoyé, de rechercher des maisons isolées pour abriter des soldats parachutés le jour J, de recruter des jeunes susceptibles de combattre, de constituer des stocks de vivres pour ces soldats et de recueillir des renseignements sur l'emplacement, et l'importance des effectifs ennemis[37]. Plus tard, il a aussi organisé les réseaux dont il a eu la charge en recrutant de nouveaux membres et en cloisonnant le recueil d'informations[38].
Notre homme est resté dentiste à Nantes jusqu'à la fin 1943. Il a assisté à la destruction de son cabinet après les bombardements de septembre. A Paris, la Gestapo a été amenée à faire une perquisition chez un membre du réseau Cohors-Asturies. Les renseignements obtenus ont permis à celle-ci de remonter jusqu'à Nantes, au cabinet de Pierre

---

[35] Cf. Riaud Xavier, « Des dentistes morts pour la France », in *Histomag'44*, www.39-45.org/histomag, n° 70, mars-avril 2011, pp. 35-38.
[36] Cf. Riaud Xavier, *Etude de la pratique odontologique et de ses déviances dans les camps de l'Allemagne nazie*, Thèse Doct. Epistémologie, Histoire des Sciences et des Techniques, Centre François Viète (EA – 1161), Nantes, 2007.
[37] Cf. Maheu Alain, manuscrit inédit de son père, le Dr René Maheu, communication personnelle, Saint Malo, 1999 et 2003.
[38] Cf. Riaud Xavier, 2007.

Audigé. Ayant pressenti le danger, la famille Audigé est parvenue à s'enfuir juste à temps dans le Calvados où elle a vécu à Caen pendant 9 mois. Là, Audigé a repris son activité de dentiste, a reconstitué un réseau et a fait sauter une centrale électrique[39].
Pierre Audigé est arrêté le 17 avril 1944, sur dénonciation. Il subit alors la torture des interrogatoires. Sur la route le conduisant à la prison de Fresnes, il est exécuté sommairement, le 2 juin 1944. Il a alors 36 ans. Son corps n'a jamais été retrouvé. Il gît probablement dans une fosse commune[40].
Pierre Audigé a reçu la médaille de la Résistance, le 30 janvier 1946 et la Croix de guerre, le 24 avril 1950. Il a été auparavant nommé capitaine à titre posthume de l'armée française[41].

Les autres dentistes du Réseau Cohors-Asturies
Monsieur François Van Pée est un dentiste qui n'exerce pas. Il fournit ses confrères en matériel approprié à leur exercice. C'est aussi un élément du réseau Cohors-Asturies, à Nantes. Il est arrêté le 21 avril 1944 par la Gestapo avec sa femme Léa, son frère René, également dentiste, et l'épouse de celui-ci. Il est demeuré trois mois à la prison de Nantes et a été déporté à Mauthausen, avec son frère où il a servi de cobaye aux expérimentations nazies au Château d'Hartheim. Il a fini par en succomber ainsi que son frère. Sa femme Léa est morte à Ravensbrück. Monsieur Pierre Palluel est un jeune mécanicien dentaire de Nantes, appartenant au même réseau de résistance. Il est arrêté en mars 1944 et déporté

---

[39] Cf. membres.lycos.fr/histonantes/audige.htm-3k, *Pierre Audigé*, sans date, p. 1.
[40] Cf. Audigé Simone, 1990.
[41] Cf. Audigé Simone, 1990.

en juin. Il est parvenu à revenir, mais dans un état affreux. Il est mort dans de grandes souffrances en 1946[42].

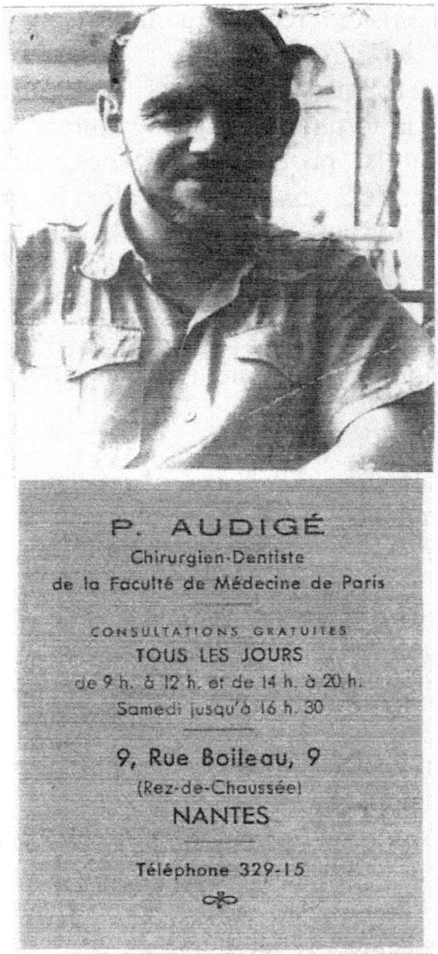

Pierre Audigé (1908-1944) et la plaque de son cabinet à Nantes[43].

[42] Cf. Familles Van Pée et Audigé, communications personnelles, 1996 et 2005.
[43] Cf. Famille Audigé, communication personnelle, 2005.

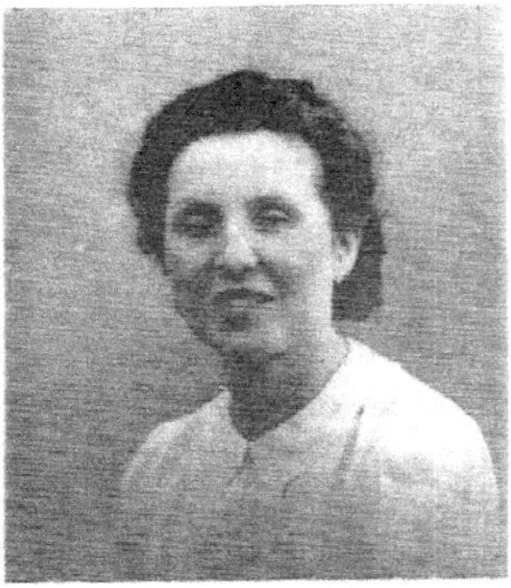 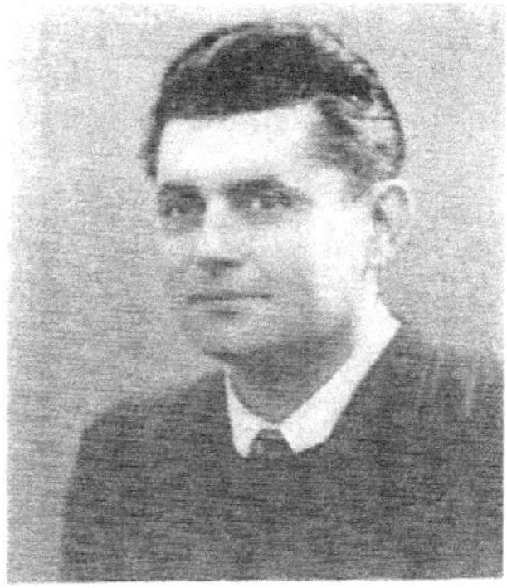

François et Léa Van Pée[44].

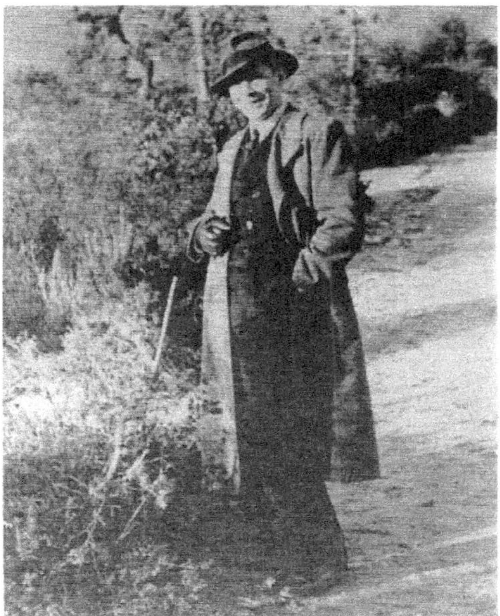

Pierre Palluel[45].

[44] Cf. Famille Van Pée, communication personnelle, 1996.
[45] Cf. Famille Audigé, communication personnelle, 2005.

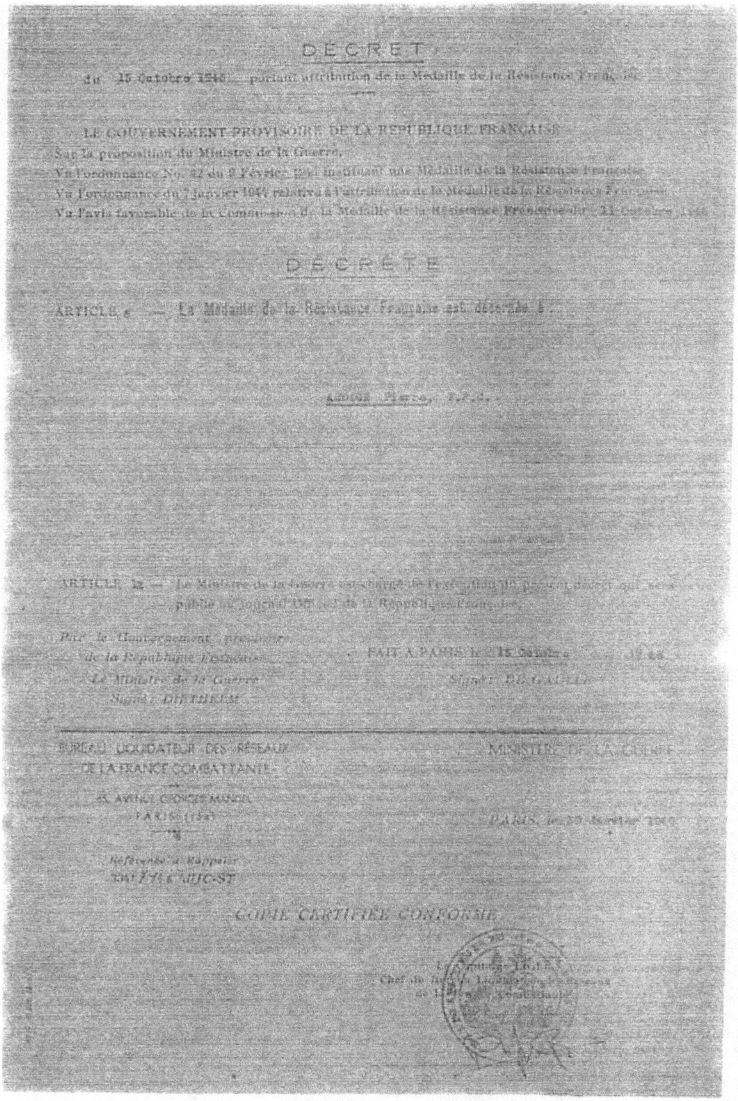
DÉCRET

du 15 Octobre 1945 portant attribution de la Médaille de la Résistance Française

LE GOUVERNEMENT PROVISOIRE DE LA REPUBLIQUE FRANÇAISE

Sur la proposition du Ministre de la Guerre,

Vu l'ordonnance No. 42 du 9 Février 1943 instituant une Médaille de la Résistance Française,

Vu l'ordonnance du 7 Janvier 1944 relative à l'attribution de la Médaille de la Résistance Française

Vu l'avis favorable de la Commission de la Médaille de la Résistance Française du 21 Octobre 1945

DÉCRÈTE

ARTICLE 1 — La Médaille de la Résistance Française est décernée à :

AUDIGÉ Pierre, F.F.C.

ARTICLE 2 — Le Ministre de la Guerre est chargé de l'exécution du présent décret qui sera publié au Journal Officiel de la République Française.

Par le Gouvernement provisoire de la République Française
Le Ministre de la Guerre
Signé : DIETHELM

FAIT A PARIS le 15 Octobre 1945
Signé : DE GAULLE

BUREAU LIQUIDATEUR DES RÉSEAUX DE LA FRANCE COMBATTANTE

MINISTÈRE DE LA GUERRE

PARIS, le 30 Janvier 1946

Référence à Rappeler

COPIE CERTIFIÉE CONFORME

Attribution de la Médaille de la Résistance au Dr Pierre Audigé[46], le 30 janvier 1946.

[46] Cf. Audigé Simone, 1990.

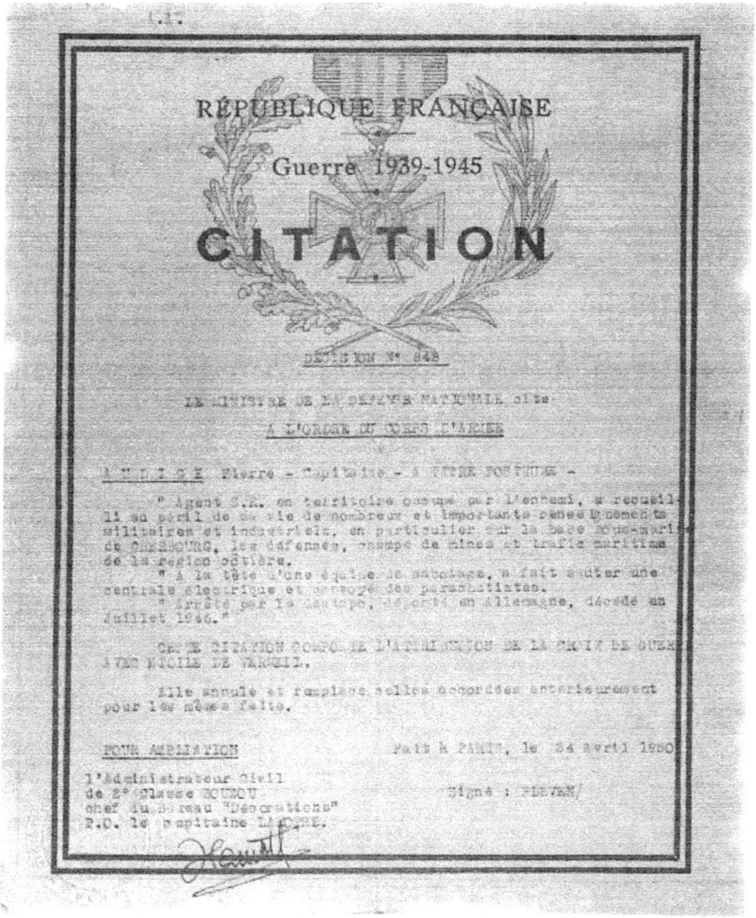

RÉPUBLIQUE FRANÇAISE

Guerre 1939-1945

CITATION

DÉCISION N° 848

LE MINISTRE DE LA DÉFENSE NATIONALE cite

A L'ORDRE DU CORPS D'ARMÉE

AUDIGÉ Pierre - Capitaine - A TITRE POSTHUME -

" Agent S.R. en territoire occupé par l'ennemi, a recueilli au péril de sa vie de nombreux et importants renseignements militaires et industriels, en particulier sur la base sous-marine de CHERBOURG, les défenses, champs de mines et trafic maritime de la région côtière.

" A la tête d'une équipe de sabotage, a fait sauter une centrale électrique et convoyé des parachutistes.

" Arrêté par la Gestapo, déporté en Allemagne, décédé en juillet 194[illegible]."

CETTE CITATION COMPORTE L'ATTRIBUTION DE LA CROIX DE GUERRE AVEC ÉTOILE DE VERMEIL.

Elle annule et remplace celles accordées antérieurement pour les mêmes faits.

POUR AMPLIATION

Fait à PARIS, le 24 avril 1950

l'Administrateur Civil
de 2e Classe [illegible]
chef du Bureau "Décorations"
P.O. le Capitaine [illegible]

Signé : PLEVEN/

Attribution de la Croix de Guerre au capitaine Pierre Audigé[47], le 24 avril 1950.

[47] Cf. Audigé Simone, 1990.

Georges Paulin (1902-1942)

Georges Paulin naît à Paris en 1902. De famille modeste, il est surdoué et s'ennuie très vite à l'école. Très tôt, il présente des aptitudes exceptionnelles pour le dessin. En 1918, sa mère est tuée dans les bombardements de la capitale. Il ne s'en remettra jamais.

Dès l'âge de 14 ans, il devient prothésiste dentaire et est très vite reconnu pour ses talents. Il s'installe à son compte et reprend ses études pour devenir chirurgien-dentiste. De même son frère, il est diplômé de Garancière. Cette activité professionnelle ne lui sert qu'à financer sa passion (Paulin (d), 2006).

« C'est en 1927 qu'ont débuté ses recherches. Il était accoudé à la fenêtre de son laboratoire de prothèse dentaire à Nice, quand est survenue une averse orageuse très brutale. Sur le trottoir opposé, un magnifique cabriolet Delage était arrêté décapoté et malgré tous ses efforts, le propriétaire n'est pas parvenu à fermer la capote avant que l'intérieur en cuir et velours ait été inondé. Pour Georges Paulin, cela a été le déclic. » (Paulin (b), 2006)

C'est en 1931 que Georges Paulin se fait connaître pour son invention du coupé/cabriolet avec l'aide du carrossier Marcel Pourtout dont il devient le styliste attitré. Il abandonne son cabinet dentaire à cette époque (http://fr.wikipedia.org, 2008). Paulin invente le système Eclipse de motorisation du toit pour lequel il dépose son premier brevet. Il réalise une maquette au dixième d'une Citroën Rosalie qui fonctionne à l'électricité. En pleine construction de la traction-avant et bien qu'admiratif, Citroën ne donne pas suite (Paulin (a), 2006). Associé à un financier, Pourtout construit sur les plans de Paulin, un Coach Hotchkiss 4 places pour le salon de 1933. En désaccord sur la répartition des gains, le projet avorte. Les deux hommes produisent une variété de marques (Renault, Delage, Bentley, etc.) et de modèles, et un nombre de voitures carrossées assez exceptionnel.

Un parent lui prête de l'argent et Georges réalise un second prototype sur un châssis Peugeot fourni par le concessionnaire Darl'mat qui s'enthousiasme et lance la fabrication de 401, et de 601 modifiées par Pourtout. Paulin propose un nouveau système dans le cadre de la conception de la 302 et de la 402 Eclipse encore révolutionnaire aujourd'hui, puisque le toit replié n'empiète que très peu sur le volume du coffre. Sa notoriété se faisant plus grande chaque jour, il élabore des roadsters Peugeot Darl'mat, dont deux d'entre eux s'illustrent au Mans en 1937 et 1938 (Paulin (b), 2006).

« Le contrat signé entre Peugeot et Georges Paulin atteignait la fin d'une première période lors du lancement de la 402. La nouvelle rémunération proposée par le constructeur était jugée trop faible par Paulin. Un procès les a opposés et la justice a donné raison au constructeur qui pouvait alors utiliser le brevet à sa guise. Cela a été un coup terrible pour Georges Paulin qui était un homme passionné et peu enclin à transiger. » (Paulin (b), 2006)

En 1937, André Embiricos, banquier et frère de Nicky Embiricos, coureur amateur sur Bugatti et sur Era, fait l'acquisition d'un châssis Bentley. Le représentant en France de cette marque lui recommande de le faire habiller par Paulin et Pourtout. Celui-ci en propose un tracé original en 1938. Sa conception en a fait un véhicule remarquable avec des performances défiant toutes les normes pour l'époque. Susceptible de battre Mercedes, cette voiture est montrée à toutes les expositions, sur le sol français, puis allemand. En 1939, André Embiricos, las de ne pouvoir la posséder, la revend (Lamendin, 2007). Elle

ne réapparaît au Mans qu'en 1949, où elle participe à trois épreuves consécutives. En 2000, elle gagne un concours d'élégance en Californie (Paulin (b), 2006). La Delage 1937 a reçu en 2006, le Vuitton Award. D'une valeur de 3 millions d'euros, cette voiture a été exposée sur les Champs-Elysées (Paulin, 2008). Paulin est considéré aujourd'hui, par les spécialistes américains et anglais, comme le plus grand styliste automobile de l'entre-deux-guerres.
Fin 1939, après des négociations difficiles, ayant été très marqué par un procès qui l'a opposé à Peugeot, Georges accepte de devenir ingénieur conseil et aérodynamicien du groupe Roll's Royce/Bentley qui a été séduit par ses travaux. En 1940, les bombardements allemands mettent un terme à leur travail commun en détruisant partiellement le fruit de leur collaboration dans le port de Dieppe (Paulin (b), 2006).
Georges Paulin tenait en grande estime ses concurrents allemands et n'aspirait qu'à la paix. Malgré tout, il n'oubliait pas la mort de sa mère. Le 18 juin 1940, alors ingénieur dans une usine d'aéronautique militaire, il s'engage dans une lettre, à un de ses amis anglais, à ne pas baisser les armes et à ne pas reconnaître le maréchal Pétain qu'il tient en partie responsable de la débâcle française. En 1940, en zone non occupée, il rencontre Walter Sleator, un agent du MI6, ou Secret Intelligence Service. Sleator dirige le réseau depuis Madrid et fournit le premier poste émetteur en relation avec Londres (Paulin (c), 2006).
« Ce réseau s'appelle Phill. Il comporte 14 personnes dont plusieurs franchissent régulièrement, en fraude, la zone interdite et relèvent les plans, les équipements, les effectifs des bases aériennes de la Luftwaffe. Toutes les données sont transmises à Londres guidant ainsi les interventions de la chasse et des bombardiers britanniques. Ce réseau est composé d'hommes et de femmes qui n'ont aucun secours à attendre sur place, qui exécutent leurs missions

en dépensant leur propre argent. Ce n'est que vers la fin de 1941 qu'ils reçoivent pour la première fois des fonds venus d'Angleterre. » (Paulin (c), 2006)
En l'absence de Louis Renault (1877-1944) parti pour les Etats-Unis afin d'accélérer la production de chars pour l'armée française, depuis l'armistice, les usines Renault ont été réquisitionnées par la Wehrmacht. A son retour, deux ateliers, détachés de l'usine, ont été contraints de réparer des chars de combat. Les usines Renault sont en effet passées sous administration allemande et sous la tutelle de Daimler-Benz. En mars 1942, les usines Renault de l'Ile Seguin à Boulogne-Billancourt sont les premières cibles prioritaires des bombardiers britanniques et alliés de la Royal Air Force qui les anéantissent totalement. Ce sont Paulin et ses amis qui ont préparé avec Londres, la destruction de ces usines dans l'agglomération parisienne. Une fois planifiée, la RAF a bombardé le site et atteint son objectif, mais au prix de la vie de milliers de civils (Paulin (c), 2006). Louis Renault, déjà malade, avant la guerre, ne s'en est pas remis. Ses usines ont été nationalisées en 1945 (http://fr.wikipedia.org, 2009).
« En 1941, le réseau Phill a informé le MI 6 de l'ampleur des recherches allemandes sur les moteurs à réaction et l'état d'avancement des plans des prototypes. » (Paulin (c), 2006)
« Pour couvrir leurs activités d'espionnage, Georges Paulin et ses compagnons exerçaient, fictivement ou à mi-temps, une activité professionnelle. Ainsi, Georges, qui avait été dentiste, est entré en novembre 1940, au service de Durren-Berger, un dentiste français d'origine alsacienne qui parlait couramment l'allemand et qui soignait des membres de l'ambassade d'Allemagne bien avant la guerre. Ce cabinet avait maintenant une clientèle allemande exceptionnelle : l'ambassadeur Otto Abetz, le ministre Schleier, le ministre Rode, le général von Stülpnagel, commandant les troupes allemandes en

France, Hermann Brandl dit Otto, le chef de l'Abwehr en France, Daniel Dubois le n°1 français de la Gestapo à Paris, le capitaine Otto Rahn envoyé de Himmler, les consuls Quiring et Studer,... Or, bien avant la guerre, Durren-Berger était déjà un agent du 2ème bureau de l'armée française et pendant l'occupation, il a continué jusqu'en 1942, son activité d'espionnage pour le 2ème bureau de Vichy. Cette source de renseignement était d'une valeur inestimable. Une partie des informations recueillies par Durren-Berger étaient transmises aux Anglais par le chef du SR de Vichy : le lieutenant-colonel Perruche. Durren-Berger ignorait tout de l'activité d'espionnage de Georges Paulin et Georges Paulin ignorait tout des activités de Durren-Berger.
Comble d'audace, Georges Paulin a soigné, de novembre 1940 à octobre 1941, le traître Dubois, l'homme qui le recherchait sans le connaître. Ils avaient de bons rapports et Dubois disait à sa secrétaire, mademoiselle Méry, avoir de l'estime pour Georges Paulin. » (Paulin (c), 2006)
Les agents du réseau Phill se succèdent dans le cabinet dentaire de Paulin. Au hasard de leurs venues, ils croisent ces personnalités allemandes. C'est dans une statue creuse du cabinet de Georges que sont déposées les informations. Les Allemands n'en ont jamais rien su (Paulin (c), 2006).
Sur dénonciation d'un « ami » suisse allemand, ils sont arrêtés sur ordre d'Otto et de Radecke de l'Abwehr, au mois de novembre 1941. C'est Lafont, le chef de la Gestapo française de la rue Lauriston, et trois de ses acolytes qui se chargent de cette mission. Duren-Berger, terrorisé, livre toutes les fiches dentaires des membres du réseau Phill qui sont tous arrêtés.
« Georges Paulin est livré à Otto. Dubois confiera à Durren-Berger que Paulin n'a pas dit un mot durant 8 jours d'interrogatoire. Ceux-ci se sont poursuivis plus de 4 mois par la suite et aucun des autres membres du réseau Phill inconnus, ou connus du Suisse allemand ou de Durren-

Berger, n'a été inquiété. Aucun de ces résistants arrêtés n'a dénoncé ses compagnons encore libres malgré les traitements inhumains qui leur ont été infligés. » (Paulin (c), 2006)
Ils sont jugés à Paris, le 20 mars 1942 et condamnés à mort. Lors du jugement, le juge Eckard a rendu hommage à leur patriotisme *« affirmant qu'il était honorable pour un Français de désobéir au gouvernement français. »* Ce même juge a précisé que l'Abwehr, service de renseignement allemand, avait payé 400 000 francs par résistant capturé, au dénonciateur (Paulin (c), 2006).
Pendant 4 mois, ils sont torturés et vivent une lente agonie. Paulin doit être plâtré au cou et au torse pour être attaché au poteau d'exécution. A l'abbé Stock qui l'accompagne dans ses derniers moments, il affirme qu'il meurt dans la semaine anniversaire de la mort de sa mère et à ceux qui auraient pu vouloir le venger, il laisse ses derniers mots : *« Ne me vengez pas, je vous aime. »* Ils sont fusillés au Mont Valérien (Paulin (c), 2006).
En 1945, Paulin a reçu la Croix de guerre avec étoile de vermeil et est cité à l'ordre de l'armée par le général de Gaulle. En 1964, l'administration a déclaré Georges Paulin mort pour la France. En 1967, il a reçu aussi le grade posthume de lieutenant de l'armée française et en 1969, il a obtenu la médaille de la Résistance (Paulin (c), 2006).
En 2000, son nom et ceux de milliers d'autres ont été gravés sur la cloche muette rendant hommage aux victimes du Mont Valérien. En 2006, le maire Bertrand Delanoë a fait par ailleurs apposer une plaque à la mémoire de Georges Paulin, au 3, place du 18 juin 1940. En 2006, une demande de Légion d'honneur a été déposée par la famille Paulin qui a reçu une fin de non-recevoir par le ministère de la Défense (Paulin (c), 2006).
En 1945, le dénonciateur, quant à lui, s'enfuit en Suisse où il n'a jamais été inquiété. Durren-Berger est condamné à

mort le 15 novembre 1945, gracié le 18 novembre, amnistié, puis libéré en 1951.

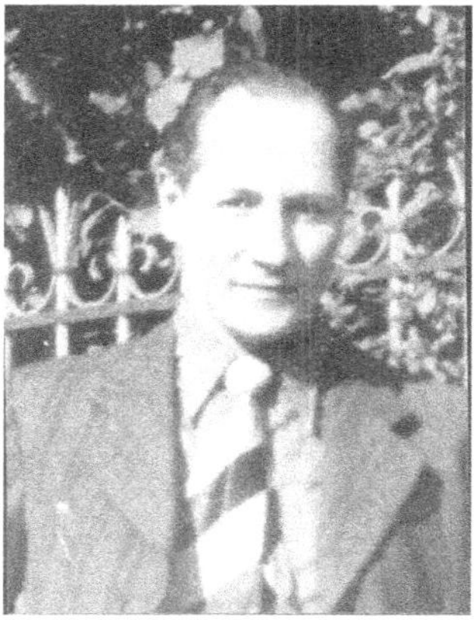

Georges Paulin (1902-1942) (Michel Paulin, 2008).

http://fr.wikipedia.org, *Georges Paulin*, 2008, pp. 1-3.
http://fr.wikipedia.org, *Louis Renault*, 2009, pp. 1-7.
Lamendin Henri, *De l'art dentaire à d'autres arts*, L'Harmattan (éd.), Collection Médecine à travers les siècles, Paris, 2007.
a/ Paulin Jérôme & Paulin Michel, « Le styliste automobile », in *http://www.georgespaulin-lesite*.com, 2006.
b/ Paulin Jérôme & Paulin Michel, « L'inventeur du coupé/cabriolet », in *http://www.georgespaulin-lesite.com*, 2006.
c/ Paulin Jérôme & Paulin Michel, « Le combattant de la liberté », in *http://www.georgespaulin-lesite.com*, 2006.
d/ Paulin Jérôme & Paulin Michel, « Biographie express », in *http://www.georgespaulin-lesite.com*, 2006.
Paulin Michel, communication personnelle, 2008.
Riaud Xavier, « Des dentistes morts pour la France », in *Histomag'44*, www.39-45.org/histomag, n° 70, mars-avril 2011, pp. 35-38.

Pierre Morel (1923-)

Pierre Morel est né le 13 avril 1923, à Saint-Aubin-du-Cormier, en Ille-et-Vilaine. Il fait ses études au lycée de Rennes jusqu'en 1939. Cette année-là, au mois d'octobre, il entre au lycée Blaise Pascal de Clermont-Ferrand. En 1941, dans cette ville, il a ses premiers contacts avec la Résistance et est recruté par un camarade de lycée qui démarche pour deux professeurs, Jean-Michel Flandin et Saintenac, dans un début d'organisation rattachée à Combat. Le 1er novembre 1941, il est nommé, par le décret 366, agent P2. Compromis, il revient à Rennes. En juin 1942, il s'inscrit en Faculté des sciences pour y étudier la médecine. En novembre, il prend contact avec Joël Le Tac, officier parachuté en octobre-novembre 1941, qui est le chef du réseau Overcloud avec lequel il travaille jusqu'en février 1942. Leur mission est de récupérer les armes abandonnées pendant la débâcle, à l'armistice, de former des groupes d'actions et d'assurer la propagande gaulliste par la diffusion d'un journal clandestin, *la Bretagne enchaînée*. Une série d'arrestations dont Le Tac jettent le désarroi dans ce réseau qui se retrouve sans contact avec Londres. Les survivants se regroupent et se réorganisent afin de poursuivre leur mission initiale[48].

En janvier 1942, il est recruté par Bernard Dubois, un ami étudiant en droit de Rennes. Il intègre un groupe, le réseau Périclès, dirigé par Robert Tiercery, qui est rattaché au réseau Overcloud. Son objectif est de collecter des renseignements militaires. Ce groupe est en relation avec Mme Prod'homme qui réside à Rennes et qui lui assure

[48] Cf. Morel Pierre, communication personnelle, Paris, 2011.

une autonomie financière. Il est resté indépendant jusqu'à l'été 1943[49].
En juin 1943, un homme dénommé François Vallée, avec pour nom de code Oscar, capitaine de la section française du Special Operations Executive, venu d'Angleterre a en charge de coordonner la Résistance en Bretagne. En août, il récupère la direction du réseau Périclès. Les Français poursuivent leur collecte d'informations, mais forment aussi des groupes paramilitaires et organisent des terrains de parachutages dans toute la Bretagne[50].
A partir de novembre 1943, sous le pseudonyme de Pierre Morvan, à la demande de François Vallée, Pierre prend la responsabilité de la plus grande partie de l'Ille-et-Vilaine et des Côtes-du-Nord. Il réside alors à Saint-Servan.
Pierre Morel est recherché par la Gestapo, à partir du 27 novembre 1943. Sa proche famille est incarcérée. C'est le 30 qu'il l'apprend en se rendant chez Mme Prod'homme et en constatant les scellés qui ont été apposés sur la porte de sa maison. Traqué, les caches, très rudimentaires parfois, succèdent aux caches. Il reçoit l'ordre de gagner l'Angleterre. Une première tentative est faite dans la nuit du 23 au 24 décembre 1943, qui avorte, la barque devant les emmener se retrouvant sous le feu des Allemands. Elle est renouvelée le 15 janvier 1944. Le 13, son organisation a été découverte. Lui-même échappe de justesse à la Gestapo et doit rejoindre Paris pour entrer en contact avec un réseau d'évasion pour l'Espagne, le réseau Pernod. Le 2 février, accompagné de quatre aviateurs américains, Pierre Morel quitte Paris. Ils gagnent Tarbes après de nombreuses pérégrinations. Là, il tente de passer la frontière une première fois, dans la nuit du 4 mars 1944. C'est un échec. L'incompétence du guide les a amenés directement sur un barrage allemand. Leur groupe est alors composé de 17 personnes. Il revient à Tarbes, après deux

[49] Cf. Morel Pierre, communication personnelle, Paris, 2011.
[50] Cf. Morel Pierre, communication personnelle, Paris, 2011.

jours de marche dans la neige, avec des pieds qui présentent des engelures. Aussitôt, le jeune homme cherche à modifier ses papiers et à obtenir une carte d'alimentation domiciliée sur Tarbes. De retour à Paris, Morel doit retourner en Bretagne pour y établir un contact afin de recueillir les aviateurs et les évadés. Il met au point un centre de réception à Lannion, pour organiser le transport et les fermes où les cacher. Le matin du samedi de Pâques, il regagne la capitale et échappe une nouvelle fois à la Gestapo qui est sur ses traces. Il part de nouveau pour Tarbes où il reçoit la mission d'aller sauver à Gap, deux sœurs travaillant pour la Résistance, les sœurs Benoît. Il y parvient in extremis - la nuit suivant leur départ, la Gestapo s'est rendue à leur maison pour les arrêter -, et les ramène à Paris. Abrité chez un ami, il part le 6 mai et rejoint Tarbes encore une fois, le 9. Le 14, il est à Toulouse[51].

Après une multitude de vicissitudes, les pieds nus depuis 24 heures, il traverse les Pyrénées grâce à un guide espagnol, le 23 mai 1944. Après un court séjour en Andorre, il arrive en Espagne, le 24 mai 1944. Il est aussitôt arrêté, lui et ses amis, par les carabineros. Ils résident en liberté surveillée pendant une semaine à Seo-de-Urgel. En juin 1944, ils sont emprisonnés à Lerida pendant une semaine, puis trois jours à Saragosse. Du 15 au 30 juin 1944, ils sont enfermés dans un camp de concentration à Miranda de Elio. Le 1er juillet 1944, ils sont libérés. Après avoir fait un rapport aux autorités britanniques sous l'injonction de leur chef qui connaissait Morel de sa première tentative pour quitter le sol français, les captifs sont incorporés au groupe anglais. C'est ce qui a facilité leur libération. Du 1er au 7 juillet 1944, Pierre Morel et ses compagnons séjournent à Madrid et arrivent à Gibraltar, le 8 juillet. Là, ils partent pour l'Angleterre, en

[51] Cf. Morel Pierre, communication personnelle, Paris, 2011.

avion, le 10. Le 11, ils foulent sains et saufs, le sol du Royaume-Uni[52].
A partir du 17 novembre et jusqu'au 11 décembre 1944, au départ de Paris, il est en mission au 1er bataillon de chasseurs à pied en tant que chef de section. Son théâtre d'opérations est la campagne d'Alsace. Par l'ordre de mission 2 365, à partir du 5 février 1945 jusqu'au 6 avril 1945, il évolue en tant que chef de section dans le sous-secteur de Plesse avec la 2ème compagnie du 6ème bataillon. Puis, il est muté au 32ème régiment d'infanterie. Il termine la guerre au grade de capitaine des Forces françaises combattantes.
Le jeune homme est démobilisé le 7 août 1945. Il reprend alors ses études dentaires. En 1948, il obtient son diplôme de chirurgien-dentiste auprès de la Faculté de médecine de Paris. En 1972, il soutient une thèse de docteur en chirurgie dentaire. Membre titulaire de l'Académie nationale de chirurgie dentaire, il a été chirurgien-dentiste conseil à la CPAM, chef de service et chargé de mission sur le plan national, jusqu'en 1987. Il enseigne la législation sociale dans les Facultés de chirurgie dentaire de Paris V et VII. A côté de cela, il occupe la fonction d'assesseur titulaire à la section d'assurances sociales du Conseil national de l'ordre des chirurgiens-dentistes jusqu'à la fin de sa carrière, en 1987, année où il prend sa retraite, le 1er juillet[53].
Il est l'officier liquidateur du réseau Oscar Parson[54] - Buckmaster qui a été homologué par un arrêté du 9 juin 1947, paru au Journal Officiel du 19 juin 1947. Ce réseau a contrôlé en novembre 1943, l'Ille-et-Vilaine, la majeure partie de la Loire inférieure, la majeure partie des Côtes-du-Nord et dispose d'une antenne vers le Morbihan et la

---

[52] Cf. Morel Pierre, communication personnelle, Paris, 2011.
[53] Cf. Morel Pierre, communication personnelle, Paris, 2011.
[54] Oscar : nom de code de François Vallée ; Parson : nom de code du réseau considéré.

Mayenne. Entre juillet et novembre 1943, il a réceptionné 22 parachutages.
Le 6 décembre 2005, il prend la présidence de la Fédération nationale Libre Résistance, association regroupant les anciens de la section française du SOE. Il assume sa charge jusqu'en 2009. Sans être exhaustif, tour à tour président du Comité d'action de la Résistance depuis 2004, vice-président de la Fondation de la Résistance depuis 2005, président de l'Association nationale des chirurgiens-dentistes anciens combattants et victimes de guerre, son action commémorative est incessante[55].

Ses distinctions honorifiques sont multiples : chevalier (1946), officier (1962), commandeur (1984) et grand officier de la Légion d'honneur en 2017 ; Croix de guerre 1939-1945 avec étoile d'argent (1945) ; Croix de guerre 1939-1945 avec palme (1946) ; médaille de la Résistance (1947) ; médaille des évadés (1949) ; Croix du combattant volontaire de la Résistance (1953) ; Croix du combattant (1954) ; Croix du combattant volontaire 39 (1957) ; Titre de Reconnaissance de la Nation (1995). Du Royaume-Uni, il a reçu la King's Medal for Courage in the cause of Freedom et des Etats-Unis, la Medal of Freedom[56].

---

[55] Cf. Morel Pierre, communication personnelle, Paris, 2011.
[56] Cf. Morel Pierre, communication personnelle, Paris, 2011 ; cf. http://fr.wikipedia.org, *Pierre Morel (résistant)*, 2010, pp. 1-4.

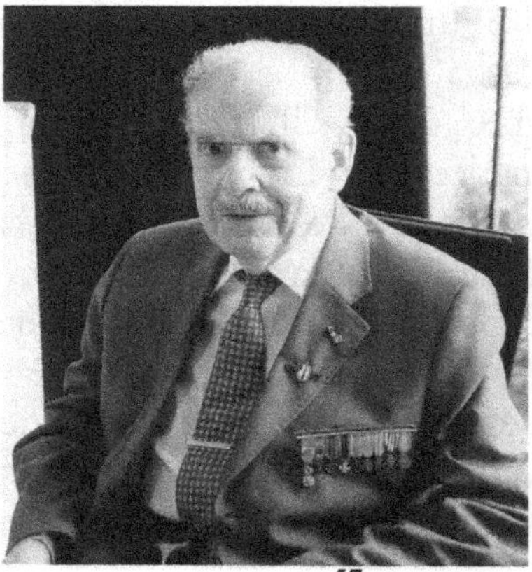

Pierre Morel[57].

[57] Cf. Morel Pierre, communication personnelle, Paris, 2011.

René Bichelot (1922-2004)

René Bichelot naît le 9 janvier 1922. Élève au Prytanée militaire de La Flèche, alors replié à Valence, il s'en évade le 17 novembre 1940 pour tenter de rejoindre l'Angleterre. Mais, les circonstances font qu'il s'arrête en Bretagne d'où il est originaire. Il s'inscrit à l'école dentaire de Rennes et bientôt participe à la mise en place et aux premiers développements de ce qui, à l'arrivée de François Vallée « Oscar », devient le réseau Parson. Recherché par la Gestapo, il réussit à passer à Londres par voie maritime. Il y arrive le 2 décembre 1943 et devient Raymond Bachelier. Il est envoyé à l'entraînement et est parachuté dans le Jura, le 7 mai 1944, pour assister le chef du réseau Scholar. De retour à Londres en fin de mission, il se fait affecter à la Force 136, part pour l'Inde et est parachuté, en juin 1945, dans la jungle du Laos et de la Birmanie où il « tient » pendant près d'un an. Il rejoint ensuite les forces françaises et prend successivement le commandement des nageurs de combat. Sa carrière se poursuit en Afrique, où il sert pendant 29 ans. Il meurt le 27 mai 2004, à Bandol, où il réside[58].

Bichelot a reçu notamment la Military Cross du Royaume-Uni, la Légion d'honneur, la Médaille de la Résistance, la Croix de guerre 1939-1945…

[58] Cf. Dictionnaire.sensagent.leparisien.fr, *René Bichelot*, 2017.

René Maheu (1899-1980)

René Maheu est appelé dans le génie, spécialisé dans la transmission en 1918. Il a fait ses études dentaires à Garancière et sa femme également. Il est adjudant dans le service de santé des armées[59].
René Maheu obtient son D.D.S. (Doctor of Dental Surgery) en 1930, à Philadelphie, aux U.S.A. Avant la guerre, il fait de nombreuses recherches sur l'usage du fluor, ce qui en fait un des précurseurs[60].
De par ce diplôme, il est automatiquement fiché par les Américains. De retour en France, lorsque la guerre éclate, il s'engage dans l'armée française. A la mobilisation, en 1940, il entre dans la réserve, dans le train, où il a le rang de capitaine. Il s'occupe de la Régulatrice routière 6 (RR6). Il est démobilisé en juillet 1940 et rentre à Tours où il reprend son exercice. Très vite, il est excédé de voir les Allemands en conquérants dans son pays. Il vend son cabinet et revient chez ses parents à Rennes. Il part s'installer en Ille-et-Vilaine, à La Guerche-de-Bretagne. En juillet 1943, un lieutenant de l'armée américaine le contacte et lui demande de diriger un réseau de résistance. Il accepte. Il vient d'entrer dans un groupe affilié au réseau Sacristan, lui-même appartenant au réseau Buckmaster. Il a pour mission de rechercher des terrains de parachutages auxquels il participe, d'entreposer et de cacher ce qui y est envoyé, de rechercher des maisons

[59] Cf. Maheu Alain, manuscrit inédit de son père, le Dr René Maheu, communication personnelle, Saint Malo, 1999, 2003 (photos) et 2010.
[60] Cf. Pauchard Jean-Michel, communication personnelle, Chartres, 2011.

isolées pour abriter des soldats parachutés le jour J, de recruter des jeunes susceptibles de combattre, de constituer des stocks de vivres pour ces soldats et de recueillir des renseignements sur l'emplacement, et l'importance des effectifs ennemis. Une perquisition des agents de la Gestapo est faite à son cabinet dentaire de La Guerche. Celle-ci ne donne rien. Les informations qu'ils cherchent sont dissimulées dans les produits dentaires de son cabinet[61].

Pourtant, le 27 décembre 1943, il est arrêté par la Gestapo de Rennes et renvoyé devant celle d'Angers. C'est son radio qui l'a dénoncé sous la torture. Subissant les sévices de cette police, il ne parle pas. Il est déporté du 27 janvier 1944 au 1er mai 1945.

Brisé par sa déportation, René Maheu sera dentiste conseil à la CPAM jusqu'à sa retraite.

Les réseaux de résistance seront peuplés d'une multitude de dentistes ou d'étudiants en dentaire qui agiront de la même façon que René Maheu.

M. Planchet[62], résistant dans le réseau Turma Vengeance, est arrêté le 9 mai 1944.

Les frères Gaillot[63], étudiants à l'école dentaire de Lyon, sont arrêtés par la Gestapo, en juillet 1943.

M. Michel Larue[64] est alors étudiant en dentaire. Il est arrêté en tentant de passer la frontière espagnole à Biarritz.

---

[61] Cf. Maheu Alain, manuscrit inédit de son père, le Dr René Maheu, communication personnelle, Saint Malo, 1999, 2003 (photos) et 2010 ; cf. Mainguy Henri, communication personnelle, 1995 (avec l'autorisation de M. Alain Maheu) et cf. Riaud Xavier, *Etude de la pratique odontologique et de ses déviances dans les camps de l'Allemagne nazie*, Thèse Doct. Epist. Sciences et Techniques, Nantes, 2007.

[62] Cf. Planchet, communication personnelle, 1995.

[63] Cf. Gaillot Pierre et Jean, communications personnelles, 1995.

[64] Cf. Larue Michel, communication personnelle, 1995.

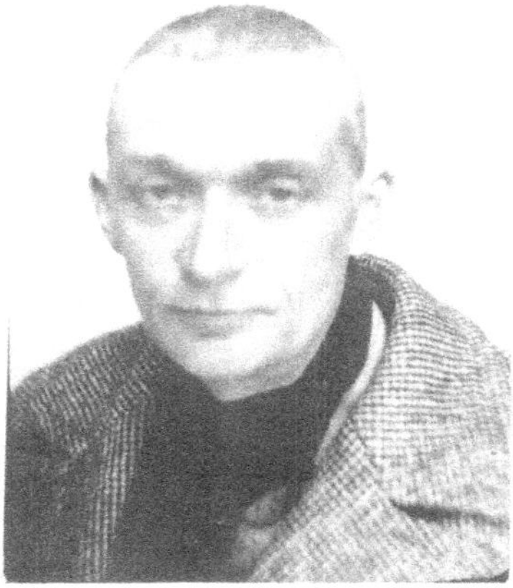

René Maheu à son retour de déportation en 1945.
Il mesure 1,82 m et pèse 45 kg[65].

[65] Cf. Maheu Alain, manuscrit inédit de son père, le Dr René Maheu, communication personnelle, Saint Malo, 1999, 2003 (photos) et 2010.

Michel Thoraval (1921-2006)

Michel Thoraval a été recruté par Paul Paillole en 1942, lors d'un passage à Londres, après qu'il se soit évadé de prisons en Espagne[66]. *« Plus jeune, j'avais rêvé des prouesses des agents du 2ème Bureau »*, confie-t-il. C'est donc presque naturellement qu'il s'est mis en contact avec l'Intelligence Service britannique, puis avec les Services spéciaux français.

Sur le sol anglais, Michel Thoraval commence par suivre une formation de parachutiste à Ringway. Il s'entraîne à se dissimuler en milieu hostile, il se forme à tous les modes d'action clandestine en vue d'être envoyé sur le sol français en mission et se familiarise avec la technique du « pick up », qui consiste à faire atterrir et décoller de nuit, sur un terrain de fortune en France, un avion destiné à assurer le transport de passagers clandestins, et de courrier confidentiel[67].

Il s'est illustré par plusieurs missions aéroportées en France pour, notamment, établir des liaisons radio entre les différents mouvements de la Résistance et faire quitter l'Hexagone par avion aux officiers en rupture avec Vichy. Ce Breton, qui a résisté d'abord à Saint-Brieuc et est devenu dentiste après la guerre, tient à rappeler *« le sacrifice des nombreux camarades »* avant de narrer par le menu ses aventures aussi extraordinaires que dangereuses.

---

[66] Cf. Fouchet Antoine, « Espions et résistants, ils ont aussi libéré la France », in *La Croix*, 15/10/2004.

[67] Cf. www.aassdn.org, *Archives de l'AASSDN – Michel Thoraval*, sans date.

De ses missions, il se rappelle surtout de son premier largage en solitaire par un Halifax, le 19 janvier 1943, près d'Issoire (Puy-de-Dôme), avec du matériel de transmission. Récupéré par un Lysander, le 18 février, il rejoint Londres avec d'importants documents à remettre au commandant Paillole qui se trouve à Alger. Ce dernier les reçoit 5 jours plus tard.
En avril, Thoraval est parachuté de nouveau sur Issoire : il doit apporter des fonds et deux postes radio, organiser deux pick up de personnalités importantes, et réaliser l'évasion du général Georges qui est attendu à Alger par Winston Churchill lui-même. Cette mission est accomplie brillamment le 18 mai, *« dans des conditions rocambolesques, un moteur de l'avion s'étant mis à flancher... »*
En juillet 1944, il débarque en Normandie comme officier de liaison. Arrivé à Courseulles, il entre en relation avec les organisations de renseignement, de contre-espionnage et de résistance qu'il supervise sur Rennes, puis sur Perpignan.
A la fin de la guerre, il quitte l'armée et reprend ses études pour devenir chirurgien-dentiste.
Maurice Thoraval a été fait officier de la Légion d'honneur. Il a reçu la Croix de Guerre 39-45 avec trois citations à l'ordre de l'armée. Il lui a été aussi décerné la médaille de la Résistance[68].

---

[68] Cf. www.aassdn.org, *Archives de l'AASSDN – Michel Thoraval*, sans date.

Daniel Chailleux (1922-)

Daniel Chailleux fera des études dentaires après la guerre qui l'amèneront à siéger jusqu'au Conseil national de l'Ordre des chirurgiens-dentistes. Officier de la Légion d'honneur, il a reçu aussi la médaille des engagés volontaires, la Croix du combattant, la Croix du combattant volontaire de la Résistance, la Croix du combattant volontaire de la guerre 39/45, la médaille de la déportation et de l'internement pour faits de Résistance, la médaille de l'Ordre national des chirurgiens-dentistes[69]. C'est lui qui parle ici : *« Le 11 novembre 1940 un certain nombre de lycéens et d'étudiants avait décidé de défiler sur les Champs-Élysées, de remonter jusqu'à l'Étoile pour se recueillir sur la tombe du Soldat inconnu, et de ce fait, protester contre la présence de l'occupant nazi. Bien entendu les soldats allemands se trouvaient dans les avenues et rues de ce quartier, d'autant que la manifestation prenait de l'ampleur. Il y avait environ une centaine de personnes présentes, mais pour les Allemands, c'était déjà beaucoup trop. Ils couraient vers nous baïonnette au canon de leurs fusils. Personnellement, je me trouvais dans le haut de l'avenue Kléber, évitant de courir, prenant une attitude aussi décontractée que possible. Je suis passé entre deux soldats par miracle, car ils avaient la baïonnette pointée en avant. Me comportant comme si je ne participais pas à la manifestation, j'ai réussi à passer et à me diriger vers le métro. Par contre,*

---

[69] Cf. Chailleux Daniel, « Mémoires et espoirs de la Résistance », in *www.memoresist.org*, Association des amis de la Fondation de la Résistance, 2004.

j'ai assisté à des arrestations de camarades que je n'ai jamais revus et j'ignore ce qu'ils sont devenus, car ils ont été aussitôt emmenés dans des camions de l'armée allemande stationnés au bord des rues.
À ma connaissance, ce fut à Paris la première manifestation de la Résistance ce 11 novembre 1940. Elle ne dura pas très longtemps, fut vite dispersée ce qui évita un massacre. Après la fin de la guerre, les historiens en ont fait mention[70]*.*
Après novembre, je fréquentais toujours mon lycée, mais moi qui étais un élève assidu et je pense, sérieux, j'ai commencé à y aller de moins en moins, car un de mes camarades avait été contacté par une personne déjà entrée dans la Résistance, et je saisis l'occasion pour me faufiler dans ce qui en fait (je l'ai su plus tard) était un des premiers réseaux. Nous avions de temps à autre des réunions par petits groupes de cinq à six amis. Notre chef direct était cette personne citée plus haut. C'était une femme remarquable. Son chef à elle n'était pas connu de nous. La raison était évidente : si on était arrêté on ne pouvait pas révéler grand-chose puisque nous ne savions rien de ce que faisaient les autres résistants du réseau. La prudence était extrême.
J'ai appris également beaucoup plus tard que mon engagement volontaire dans la résistance française s'est inscrit dans le temps le 1er novembre 1940 donc avec un effet rétroactif de onze jours. Ce n'est pas ce que l'on peut appeler un engagement de la dernière heure (en 1944 comme certains). Lorsque l'on montait dans la hiérarchie, on pouvait perdre de vue les camarades du moment, en rencontrer quelques autres. Mais les chefs étaient toujours invisibles et inconnus, condition essentielle de la réussite. Cette rigueur était telle que je n'ai appris le nom de mon

[70] Cf. Chailleux Daniel, « Mémoires et espoirs de la Résistance », in *www.memoresist.org*, Association des amis de la Fondation de la Résistance, 2004.

réseau qu'après la guerre, ce qui est tout de même très étonnant. Il s'appelait S.S.M.F.T.R. ce qui signifie : Services Spéciaux Militaires Français de Transmission de Renseignements. C'était un réseau militaire rattaché au Ve bureau de l'armée, c'est-à-dire le contre-espionnage. Nous étions donc avant même de le savoir des soldats de l'ombre, sans uniforme. Notre fonction consistait à recueillir le maximum de renseignements sur les convois militaires allemands qui passaient par Paris et la banlieue. On relevait les numéros minéralogiques des convois, les insignes, et toutes marques distinctives qui se trouvaient sur les voitures, les camions, etc. Le même travail était fait dans les gares pour les trains et parfois à proximité des terrains d'aviation ce qui était la partie la plus difficile de nos recherches. Tous ces renseignements venus de beaucoup d'endroits et grâce à beaucoup de résistants, permettaient en haut lieu de reconstituer les destinations des forces allemandes, leur importance et quels régiments les composaient[71].

Cette mission se poursuivit donc de novembre 1940 à avril 1941. Le 12 avril 1941, une réunion était prévue avec les camarades du moment et notre seul chef connu, dans un appartement situé près de la Bourse, 1, rue du 4 septembre à Paris. Ce jour-là nous étions une dizaine environ. En pleine réunion, nous avons entendu du bruit, des bruits de bottes et des vociférations en allemand. Nous avions compris. Les policiers militaires avaient emprunté à la fois l'escalier principal de l'immeuble et celui de service. Ils étaient bien renseignés car en quelques instants nous étions arrêtés, embarqués dans des voitures vers un hôtel de l'avenue Foch réquisitionné par les Allemands. Ceci se passait vers 17 h et jusqu'à 20 h nous sommes restés dans cet hôtel. On nous a posé très peu de

---

[71] Cf. Chailleux Daniel, « Mémoires et espoirs de la Résistance », in *www.memoresist.org*, Association des amis de la Fondation de la Résistance, 2004.

questions et nous avons été en soirée transférés à la prison de Fresnes. Beaucoup plus tard nous avons su que nous avions été dénoncés. Il convient de préciser que notre arrestation a été exécutée par la Feldpolitzei et non par la Gestapo. La Feldpolitzei était la police de la Wehrmacht. Ce fut un peu de chance dans notre malheur car les procédés de cette police étaient moins brutaux et moins expéditifs que ceux des S.S[72].

A Fresnes et dans les bureaux du tribunal militaire, nous avons subi un certain nombre d'interrogatoires dans des conditions relativement normales, sans grave brutalité et sans torture. De toute façon ils n'ont pratiquement rien appris de nous, car en raison de ce qui a été expliqué plus haut, nous ne savions que très peu de choses et les renseignements que nous transmettions à notre chef, s'ils étaient inscrits sur papier, étaient immédiatement détruits après la transmission.

L'instruction de notre procès terminé, un avocat fut commis d'office pour nous « défendre », c'était un officier allemand. L'avocat français choisi ne pouvait qu'assister mais n'avait aucun droit à la parole ni à une plaidoirie. Ce fut une parodie de justice. Chacun d'entre nous était jugé séparément. Mon procès a eu lieu le 12 juillet 1941 devant le tribunal militaire allemand du Grand Paris, rue Boissy d'Anglas. J'étais accusé d'espionnage contre les forces armées allemandes et passible de la peine de mort.

Ce procès a-t-il été mené et jugé régulièrement ? Évidemment pas. La plaidoirie de l'officier allemand commis était peu convaincante. Si la forme a été à peu près respectée, le fond certainement pas. En définitive, six ou sept d'entre nous avons été condamnés à mort, dont notre chef. Le soir même nous étions reconduits dans nos

---

[72] Cf. Chailleux Daniel, « Mémoires et espoirs de la Résistance », in *www.memoresist.org*, Association des amis de la Fondation de la Résistance, 2004.

cellules à Fresnes ne sachant pas ce qui allait se passer par la suite[73].
Un jour dans ma cellule un officier allemand est venu me demander de signer mon recours en grâce. À cette époque, transcendé par un idéal patriotique sans compromission, j'ai refusé ne voulant rien devoir à l'ennemi de mon pays. J'attendais donc chaque matin que l'on vienne me chercher pour être fusillé. Bon nombre de fois au petit matin, j'avais, par le bruit très perceptible dans la prison, entendu des héros partir vers le peloton d'exécution. Je crois que je me sentais prêt. Et puis un beau jour, on est venu me dire sans aucune explication que j'avais été gracié et condamné à six ans de réclusion en forteresse en Allemagne.
Sur le moment je n'ai pas compris, ayant refusé de signer mon recours en grâce. Je m'étonnais de ne pas avoir été fusillé. À cette époque la majorité était à 21 ans, j'en avais 19. Peut-être devais-je voir dans ce fait, la raison de cette clémence ? Je n'ai su que bien plus tard la vérité en rentrant en France. Étant mineur, ma mère avait été autorisée à signer à ma place.
Ensuite nous avons été déportés en Allemagne vers la mi-août. »

[73] Cf. Chailleux Daniel, « Mémoires et espoirs de la Résistance », in *www.memoresist.org*, Association des amis de la Fondation de la Résistance, 2004.

Le dernier condamné à mort de la tour de Londres

Il est né le 30 juin 1895, dans la ville de Luxembourg. Ses parents partent vivre à Berlin, dans les années 1900. Il suit les cours du collège dominicain à Vechta. Au début de la guerre, il s'engage dans l'armée allemande. Il sert dans le 4ème régiment de la Garde à pied sur les fronts de l'Est et de l'Ouest. Il est blessé en 1918, à Amiens, et est envoyé à Berlin pour se rétablir.
Après la guerre, Josef étudie la dentisterie à Berlin. En 1921, il voyage à Buenos Aires en Argentine, pour compléter sa formation. En 1924, il revient à Berlin et, après avoir obtenu tous ses diplômes en Allemagne, il ouvre son cabinet dentaire. En 1926, il se marie avec Margarete Knoeffler. En 1932, ils ont 3 enfants, 2 garçons et une fille. La dépression économique des années 30 condamne Josef à fermer son cabinet dentaire. En 1934, il voyage en Suisse avec un ami pour faire des contrefaçons d'objets en or. Sa femme vient le voir à l'été 1934, mais, en septembre, Josef et son ami sont arrêtés et sont emprisonnés pour 2 ans et demi. En 1937, Josef est libéré. Il revient à Berlin[74]. Il trouve un travail de voyageur itinérant pendant en temps, vendant des livres et des machines à écrire, mais, en 1938, après avoir rencontré une vieille connaissance, il est impliqué dans la fabrication de passeports au marché noir pour les Juifs impatients de quitter l'Allemagne. Moyennant paiement, souvent onéreux, le juriste Dr Ziebell pouvait sécuriser les passeports finlandais, irlandais ou uruguayen pour les

---

[74] Cf. Jakobs Giselle, *Josef Jakobs (1898-1941) – Story of Josef Jakobs*, http://www.josefjakobs.info, 2014, pp. 1-7.

clients juifs. Le travail de Josef était de lui rabattre des clients potentiels. Il touchait un salaire pour cela.
En octobre 1938, l'organisation est démantelée et Josef est envoyé au camp de concentration d'Oranienburg-Sachsenhausen. Il est relâché en 1940. Josef a-t-il été appelé à faire son service militaire ou bien a-t-il été approché par un recruteur de l'Abwehr, service de renseignement de l'état-major allemand[75].
Dans tous les cas, en septembre 1940, Josef gagne Hambourg pour une formation en espionnage supervisée par le maître-espion Nikolaus Ritter. C'est à Hambourg que Josef s'amourache d'une chanteuse, Clara Bauerle. Josef revient les week-ends à Berlin, visiter sa famille. C'est au cours d'une de ses visites que Josef a admis auprès d'un de ses amis vouloir profiter d'une mission en Angleterre pour s'enfuir aux USA, afin d'y rejoindre une tante. L'ami le dénonce à la Gestapo qui le rappelle à Hambourg. L'Abwehr ne le renvoie pas pourtant. Le 8 janvier 1941, Josef est envoyé à La Hague pour un entraînement intensif en émission et réception radio.
Le 31 janvier 1941, il s'envole, depuis Amsterdam, pour l'Angleterre. A 20h30, Josef saute et se blesse la cheville. Il n'a reçu aucune formation au parachutage. En atterrissant, sa blessure s'aggrave en fracture. Il passe la nuit dans un champ de pommes de terre, étendu au sol dans son parachute, à moitié inconscient.
Deux fermiers finissent par le trouver au petit matin. Ils avertissent la police de Ramsay. Deux soldats se rendent sur place et trouvent Josef avec son matériel d'espionnage. Ils l'emmènent au poste de police. Il est interrogé par l'inspecteur Horace Jaikens et soigné pour sa cheville.
Son matériel radio et ce qui l'accompagne (deux pièces d'identité, une torche, des livres sterling, un dictionnaire anglo-allemand et une carte d'Angleterre) sont examinés.

---

[75] Cf. Jakobs Giselle, *Josef Jakobs (1898-1941) – Story of Josef Jakobs*, http://www.josefjakobs.info, 2014, pp. 1-7.

Devant la gravité des faits, Josef est emmené à Londres. Une fois arrivé, Josef est interrogé par un officier du ministère de la Guerre. Puis, il est envoyé dans un hôpital pour sa cheville. Enfermé à la prison de Brixton, il est interrogé ensuite par un officier du MI5. Au bord de la septicémie, il doit rester deux mois hospitalisé. Le 14 avril, il est contraint d'écrire une déclaration sur certains aspects de sa vie. Pendant les trois mois qui suivent, les interrogatoires se succèdent, les déclarations également. Très vite, les Anglais sont convaincus qu'ils ne pourront pas faire de Josef un agent double[76].

Sans complice sur le sol britannique, de nationalité allemande, de surcroît appartenant à l'armée de son pays, le MI5 et le parquet anglais décident d'organiser un procès devant la cour martiale. C'est exceptionnel. En effet, le reste du temps, c'est devant une juridiction civile que la justice est rendue et l'accusé finit pendu.

Cette décision est approuvée par le procureur général. Pendant ce laps de temps, Josef est employé pour briser les résistances des espions allemands capturés sur le sol britannique.

Josef est transféré à la prison Wandsworth, le 23 juillet, transformée pour l'occasion en prison militaire, placée sous la garde et l'autorité de la police militaire.

Le procès se tient le 4 et 5 août à Chelsea, devant la cour martiale, siégeant pour l'heure chez le duc d'York. Le juge avocat Carl Ludwig Stirling la préside. Elle est composée d'officiers de haut rang. Un interprète et un avocat de la défense sont commis d'office à Josef.

Le 5 août, après 10 minutes de délibérations, Josef est reconnu coupable et condamné à mort. Il est ramené sous bonne garde à la prison Wandsworth. Le 8 août, Josef écrit une lettre au roi George VI pour demander sa grâce. Elle est refusée.

---

[76] Cf. Jakobs Giselle, *Josef Jakobs (1898-1941) – Story of Josef Jakobs*, http://www.josefjakobs.info, 2014, pp. 1-7.

Le 15 août 1941, Josef quitte sa cellule pour être conduit à la tour de Londres. Un médecin lui prescrit un médicament relaxant pour le calmer[77]. Il est conduit au petit champ de tir situé entre les parois extérieures et intérieures des murs de la tour. Un bataillon de soldats écossais de la Garde l'attend. Josef est assis sur une chaise et est attaché avec des cordes. Une cible est fixée sur sa poitrine et un sac noir est placé sur sa tête. Le feu est alors commandé. Au moment de mourir, Josef aurait dit : *« Tirez droit, Tommies ! »* De l'aveu des soldats présents, Josef a été un *« homme brave. »* Josef Jakobs a été le dernier condamné à mort de la tour de Londres.
Après son exécution, une autopsie est diligentée qui conclut à la mort du condamné. Son corps est enterré le 18 août au St Mary Roman Catholic Cemetery, dans une tombe sans nom.

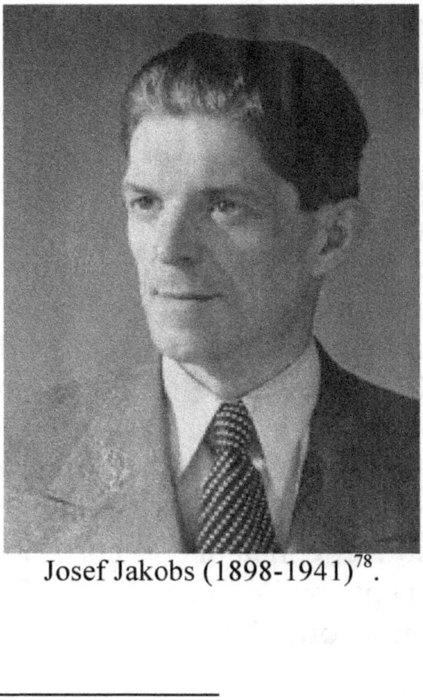

Josef Jakobs (1898-1941)[78].

[77] Cf. Jakobs Giselle, *Josef Jakobs (1898-1941) – Story of Josef Jakobs*, http://www.josefjakobs.info, 2014, pp. 1-7.
[78] Cf. Giselle Jakobs, communication personnelle, 2017.

Afrique du Nord – Moyen-Orient (1954 à nos jours)

Meurtre chez le dentiste

A son premier interrogatoire, le 22 décembre 1999, Fouad Boulemia avoue, lit le greffier « *avoir rejoint les groupes terroristes au printemps 1995* ». Sous la bannière du GIA, il passe de katiba en katiba, de Boufarik à Oulad Slama, des Eucalyptus à Baraki pour finir au maquis de Chrea chez Antar Zouabri et sa célèbre katiba khadra. C'est Antar Zouabri qui l'envoie à Alger « *relancer les activités dans la capitale* », dans un groupe « *dirigé par le dénommé Kaakaa installé dans la forêt du complexe olympique du 5 juillet* ». Puis, Boulemia se retrouve tout seul, les services de sécurité ayant éliminé tous ses compères. Jusque-là impassible, le visage de l'accusé se met à faire danser un petit sourire nerveux. *« Dans la nuit du 21 novembre 1999, il souffre tellement d'une dent qu'il décide de l'extraire dès le lendemain matin* », continue le greffier. « *Il quitte donc la mosquée de Mohammadia, où il se réfugiait la nuit et se rend* », à l'autre bout d'Alger, à Bab el Oued.

A la clinique dentaire par laquelle il commence, près de la mosquée Etaqwa, on lui explique que le dentiste ne sera là que l'après-midi[79]. Il se rend alors, sur conseil de jeunes rencontrés sur son chemin, au cabinet de Mme Bedjiah Souraya qui, lui assure-t-on, travaille le matin. Dans la salle d'attente, il reconnaît Abdelkader Hachani, en discussion avec un autre patient. « *Dès qu'il le vit, l'idée de l'assassiner lui vint puisqu'il était armé et que Hachani était considéré comme l'un des symboles de la djaz'ara, mouvement ennemi des groupes armés* », explique l'arrêt

[79] Cf. www.algeria-watch.org, *Procès de l'assassinat de Hachani. Fouad Boulemia condamné à mort*, 16 avril 2001.

de renvoi. Abdelkader Hachani est appelé par le médecin, tandis que Boulemia arpente la salle d'attente. Quelques instants plus tard, Hachani sort accompagné de l'infirmière, il salue le patient avec qui il discutait, il serre aussi la main de son futur assassin et se dirige vers la porte. « *Boulemia sort son arme, la pointe sur la base du crâne de Hachani et tire un seul coup. Hachani s'effondre, Boulemia ramasse la serviette du défunt, menace l'infirmière en la sommant de lui ouvrir la porte* ». Il arrête un taxi, où il essuie discrètement le sang, direction Premier Mai. Là, il prend la carte d'identité de Hachani et met le reste des documents dans un sachet qu'il donne à un enfant, puis passe la nuit à Mohammadia. Le lendemain, il se rend chez un ami employé aux PTT qui lui permet d'utiliser son fax. Il rédige à la main le communiqué revendiquant l'assassinat de Hachani par le GIA et l'envoie aux journaux *El Watan* et *El Khabar*. Il est arrêté le 13 décembre à l'arrêt de bus du Premier Mai[80]. Il est condamné à mort en 2001.

[80] Cf. www.algeria-watch.org, *Procès de l'assassinat de Hachani. Fouad Boulemia condamné à mort*, 16 avril 2001.

Les angoisses de Ben Laden (1957-2011)

Suite aux attentats du 11 septembre 2001, Oussama Ben Laden a été le terroriste le plus recherché de la planète pendant de longues années. Les meilleurs agents secrets du monde ont été sur ses traces et l'ont traqué avec les moyens les plus sophistiqués. Il a dû développer de nombreux stratagèmes pour leur échapper. Les services secrets américains ont rendu publics récemment des centaines de documents retrouvés en 2011, dans la maison d'Oussama Ben Laden, à Abbottabad, au Pakistan. Les forces spéciales US ont abattu le leader du groupe terroriste Al Qaïda, le 2 mai 2011.

Il avait peur de tout, se méfiait de tout le monde. Il n'utilisait pas de téléphone, écrivait des lettres et demandait à ses destinataires de les détruire après lecture. Mais, beaucoup d'entre elles ont été découvertes dans sa cachette.

Mais, c'est une autre lettre qui a retenu l'attention des médias américains. Alors que sa femme doit se rendre en Iran pour s'y faire poser une dent artificielle, il est persuadé qu'une puce qui permettrait de le localiser y a été implantée. *« La puce a la taille d'un grain de blé et l'épaisseur d'un petit bout de vermicelle »*, écrit-il sous son pseudonyme Abu Abdallah[81].

« La puce est longue comme un grain de riz et large comme une nouille », précise Oussama Ben Laden dans une lettre signée Abu Abdallah où il parle de l'intention de

---

[81] Cf. Hugon Olivier, « Oussama Ben Laden était persuadé que sa femme avait une puce GPS dans l'une de ses dents », in *www.lacote.ch*, 03/03/2016.

sa femme d'aller en Iran consulter un dentiste. *« Détruis la lettre après l'avoir lue »*, ajoute-t-il (documents internes déclassifiés par les services secrets américains et datant entre 2009 et 2011)[82].

Cette lettre fait partie d'un ensemble de 113 documents. Le passage de sa femme chez le dentiste est révélateur de la paranoïa de Ben Laden. Outre sa crainte qu'on ait pu insérer une puce dans le trou d'une de ses dents, Ben Laden lui donne des conseils, lui recommande de prêter attention à la taille de la seringue, à la date exacte de cette petite opération dentaire, puis il lui rappelle qu'une fois qu'elle aura quitté l'Iran pour la Syrie afin ensuite de le rejoindre, elle ne doit en aucun cas aller se faire soigner dans un hôpital, sauf en cas d'urgence. *« Tu connais nos mesures de sécurité »*, écrit-il. Toujours pour des raisons de sécurité, il lui conseille - ou plutôt lui ordonne - qu'elle apprenne l'ourdou et le pachtoun[83].

---

[82] Cf. Anonyme, « Ben Laden avait-il peur des dentistes espions US ? », in *https://fr.sputniknews.com*, 01/03/2016.
[83] Cf. Lajon Karen, « Ce qu'écrivait Ben Laden dans ses lettres », in *www.lejdd.fr*, 05/03/2016.

Daesh

L'agent étranger qui a aidé trois jeunes filles britanniques à rejoindre le groupe takfiriste Daesh (EI) en Syrie, le 17 février, est un passeur pour Daesh à qui il remettait de l'argent, ont rapporté les médias locaux. La Turquie a annoncé qu'elle a arrêté un agent de renseignements à la solde d'un pays de la coalition menée par les Etats-Unis et qu'il est de nationalité syrienne. Le journal turc *Milliyet* a révélé que l'homme, un dentiste surnommé Docteur Mehmed Resid, a déclaré, lors d'un interrogatoire avec la police turque, que l'argent qu'il remettait aux miliciens de Daesh lui était envoyé de l'étranger[84].

Selon *Milliyet*, l'agent a indiqué qu'il a retiré l'argent envoyé à son nom par le biais des services de transfert de la Western Union et qu'il l'a ensuite remis à des bijoutiers syriens à Sanliurfa, ville du sud-est de la Turquie, près de la frontière syrienne. Les bijoutiers ont ensuite contacté leurs collègues en Syrie afin de remettre l'argent à un intermédiaire qui devait venir sur place le chercher. L'agent a aussi indiqué que son frère, qui habite à Raqqa, ville syrienne devenue un bastion des takfiristes, a également reçu de l'argent des mains des bijoutiers avec pour mission de le remettre à Daesh. Le journal n'a pas indiqué qui avait envoyé l'argent en premier lieu, simplement qu'il venait de l'étranger.

Une vidéo diffusée montre l'agent en train d'aider les trois filles à monter dans une voiture à Sanliurfa avant leur départ pour la Syrie. Les trois amies proches, Kadiza

---

[84] Cf. archive.almanar.com.lb, *L'espion ayant aidé 3 Britanniques transférait de l'argent*, 15 mars 2015.

Sultana, 16 ans, Shamina Begum et Amira Abase, toutes deux âgées de 15 ans, ont pénétré en Syrie, le 17 février, après avoir voyagé en avion de Londres à Istanbul. Elles se sont rendues en bus jusqu'à Sanliurfa, d'où elles auraient ensuite franchi la frontière.
Il y a eu beaucoup de spéculations autour du véritable employeur de l'espion présumé. Les autorités turques n'ont pas donné plus de détails, mais les médias turcs ont rapporté que l'homme était un agent du renseignement canadien. Une thèse réfutée par le Canada[85].

---

[85] Cf. archive.almanar.com.Ib, *L'espion ayant aidé 3 Britanniques transférait de l'argent*, 15 mars 2015.

Israël

Bargas Awidat, 47 ans, un homme druze du village israélien Majdal Shams, sur le plateau du Golan, a disparu en Syrie, en 2004, après être allé à Damas en 2002, pour étudier la médecine dentaire. Ce n'est qu'en 2011 que sa famille a appris qu'il a été enlevé par la police secrète du régime Assad et purgeait une peine de prison à vie pour des accusations d'espionnage en faveur d'Israël[86].
Awidat a été libéré dans la communauté druze de Sweida, dans le sud de la Syrie, en avril 2016. Il est revenu en Israël, après avoir traversé la Jordanie.
Awidat fait partie d'une communauté druze sur le plateau du Golan qui entretient des liens étroits avec les Druzes du sud de la Syrie. Beaucoup de Druzes du Golan sont ouvertement favorables au régime d'Assad. Les membres de la communauté se déplacent souvent en Syrie pour des mariages ou pour y étudier, et restent en contact avec leurs familles élargies dans les villes du sud du pays.
Après sa disparition, des efforts concertés ont été entrepris pour le localiser, y compris par sa mère, Said, qui s'est rendue en Syrie. Ce n'est que six ans après sa disparition que sa famille a appris qu'il était dans la prison d'Al-Adra à Damas.

---

[86] Cf. The Times of Israël, « Un résident druze israélien libéré après 12 ans de prison en Syrie », in *fr.timesofisrael.com*, 4 mai 2016.

Il avait été enlevé dans son dortoir universitaire[87], en 2004, par la division de la Palestine de la police secrète syrienne.
Le politicien israélien druze Ayoub Kara (Likud), vice-ministre des Affaires régionales, a largement contribué à faciliter une visite en prison pour la mère d'Awidat en 2011.
Awidat, à ce jour, *« ne comprend toujours pas pourquoi il a été arrêté, malgré les accusations d'espionnage »*.
L'homme politique a attribué la libération d'Adiwat à la *« pression continue »* exercée, y compris par le gouvernement israélien. Les autorités syriennes *« ont décidé de [le] libérer afin de faire baisser la pression »*, a-t-il dit.
Awidat doit probablement sa libération à la guerre civile qui a ravagé le pays. La prison d'Adra est devenue un territoire extrêmement contesté depuis que la guerre a éclaté, en 2011, poussant le régime de Damas à transférer ses détenus dans d'autres prisons du pays[88].
Dans le but de maintenir de bonnes relations avec les Druzes du pays, qui ont déployé leurs propres milices au milieu du chaos, Assad a transféré des prisonniers druzes, y compris Awidat, à la prison de Sweida, qui se trouve sur le territoire druze.

---

[87] Cf. www.tribunejuive.info, *« Un étudiant druze israélien détenu en Syrie depuis 12 ans a été relâché par le régime Assad »*, 3 mai 2016.
C'est dans sa chambre d'étudiant qu'Awidat a été arrêté. Il a été ensuite sommairement jugé et condamné.
[88] Cf. The Times of Israël, « Un résident druze israélien libéré après 12 ans de prison en Syrie », in *fr.timesofisrael.com*, 4 mai 2016.

Au cinéma…

Jaws est un espion tueur de fiction qui apparaît dans deux James Bond : *L'espion qui m'aimait* (1975) et *Moonraker* (1979). Joué par Richard Kiel (1939-2014), toutes ses dents sont en acier. Pendant les scènes d'action, l'acteur ne peut porter ses prothèses dentaires que quelques minutes, car elles le blessent. En référence au film d'horreur du même nom *Jaws* (1975), Jaws porte ce nom à cause de ses mâchoires en acier qui peuvent virtuellement transpercer et déchirer tous les matériaux [89]. Michael Lonsdale se rappelle de Richard Kiel lors du tournage de Moonraker : *« Je crois que son rôle l'amusait, mais l'ennui, c'était cette terrifiante prothèse dentaire. Il avait droit à une demi-heure de pause toutes les deux heures*[90]*… »*

Dans *Skyfall* (2012), le James Bond considéré comme étant le meilleur à ce jour, la scène où Javier Bardem, alias Raoul Silva, enlève sa mâchoire d'un geste rageur est devenue mythique. Cette mâchoire est exposée actuellement au musée de l'espionnage à Washington D.C.[91]

---

[89] Cf. Franchiset Marie, *Le chirurgien-dentiste dans le cinéma et la littérature du XXe siècle*, L'Harmattan (éd.), Collection Médecine à travers les siècles, 2010.

[90] Cf. Lévy Frédéric-Albert, *L'espion qu'on aimait*, Hors Collection, 2017. Livre préfacé par Michael Lonsdale.

[91] Cf. International Spy Museum, Exposition *« 50 ans de méchants dans les James Bond »*, https://www.spymuseum.org, Washington D.C., 2017.

N'oublions pas la scène culte du film Marathon Man (1976), mis en scène par John Schlesinger, de torture dentaire où Dustin Hoffman est mutilé par Laurence Olivier qui interprète un dentiste nazi.

Dans la littérature…

Pierre Saurel écrit les *aventures étranges de l'agent IXE-13* de 1947 à 1966. Le capitaine Jean Thibault est membre du service secret canadien. L'épisode n°223 est intitulé « Le dentiste japonais » [92]. Cette série comprend 970 épisodes.

Dans *L'espion laissé en rade* (2017), Jy Hache décrit les appareils dentaires comme figurant parmi les éléments susceptibles de modifier une apparence[93].

[92] Cf. www.editions-police-journal.com

[93] Cf. Hache Jy, *L'espion laissé en rade*, Panthéon (éd.), 2017.

Conclusion

Comme on a pu le voir, le mythe Bondien s'effondre bien vite. Les espions dont nous avons parlé ont évolué le plus souvent dans un dénuement le plus total, devant improviser sur le moment et à l'endroit donné où ils se trouvent. Risquant à chaque instant leurs vies, ils ont pu être trahis et dénoncés. Au risque d'une délation, ils ont agi dans l'angoisse permanente d'être capturés. Point de belles femmes, point de ginger ale ou de voitures sophistiquées, de smoking et autres attributs rencontrés dans les James Bond, mais des situations précaires, voire rudimentaires le plus souvent.
Quand les événements et le contexte général n'ont pas dicté chez ceux qui les devinaient, ou pensaient les deviner, une dénonciation pure, à partir de jugements subjectifs et gratuits, aux forces de l'ordre, plaçant ainsi l'accusé dans une situation extrêmement délicate...
N'oublions pas que le premier rôle de l'espion, avant que de saper le moral de l'ennemi en le désorientant ou en l'affaiblissant par des attaques dissimulées, mais meurtrières, repose sur une mission d'informations, de renseignements, de descriptions des forces adverses, afin de mieux les connaître et de mieux les agresser.

Remerciements

Il me faut dire merci en premier lieu au Dr Robert Sire pour ses travaux graphiques qui accompagnent mes livres depuis si longtemps.
Il m'est essentiel de remercier mes mentors, les professeurs Simon Bérénholc, François Resche, Michel Germain, le regretté Dr Henri Lamendin qui vient de nous quitter et M. Thierry Feral à qui je dois tant et tant. Sans oublier, tous ceux qui me soutiennent au quotidien dans mes travaux, voire qui y participent.
Je tiens à dire merci aux Académies médicales, qui m'ont permis d'incorporer leur rang, pour leur amitié et leur confiance.
Je tiens enfin à remercier les Editions L'Harmattan avec qui je travaille depuis si longtemps maintenant.
Je ne peux terminer sans dire tout l'amour que je porte à ma femme et à mes trois enfants qui illuminent ma vie comme autant de soleils.

Table des matières

Avant-propos 7
Guerres napoléoniennes (1800-1815) 9
Dent et espion 11
Guerre de Sécession (1861-1865) 15
Dr Henry Parr (1843-1932), un agent secret confédéré 17
Première Guerre mondiale (1914-1918) 21
Amédée Hesse (1970-1915), le dentiste patriote 23
Paul-Marie Bolo (1867-1918), l'aventurier 25
Soupçons 29
La comtesse Denise de... 33
Seconde Guerre mondiale (1939-1945) 37
Gadgets à la James Bond 39
Le cyanure 41
Pierre Audigé (1908-1944) 45
Georges Paulin (1902-1942) 53
Pierre Morel (1923-) 61
René Bichelot (1922-2004) 67
René Maheu (1899-1980) 69
Michel Thoraval (1921-2006) 73
Daniel Chailleux (1922-) 75
Le dernier condamné à mort de la tour de Londres 81
Afrique du Nord – Moyen-Orient (1954 à nos jours) 85
Meurtre chez le dentiste 87
Les angoisses de Ben Laden (1957-2011) 89
Daesh 91
Israël 93
Au cinéma... 95
Dans la littérature... 97

Conclusion 99
Remerciements.. 101

Santé et Médecine
aux éditions L'Harmattan

Dernières parutions

ALLO DOCTEUR, ICI LA MAMAN DE JULIEN
L'expérience d'un médecin des nourrissons et des enfants
Gardea Alexandre
Ce livre est né d'un désir et d'une question : le désir était d'être utile, la question était : comment faire ? Le pédiatre est confronté au défi d'un assemblage parfois complexe entre les désirs des parents et l'expression de l'enfant. La période ici choisie va de 0 à 3 ans, l'entrée en maternelle, qui marque la fin de l'exclusivité parentale. C'est donc l'expérience de ce métier, construite par la confrontation à des questions, des soucis, des peurs, qui a construit la trame de cet ouvrage.
(15.00 euros, 136 p.)
ISBN : 978-2-343-12516-9, ISBN EBOOK : 978-2-14-004189-1

MÉDECINE DU CORPS, MÉDECINE DE L'ÂME
Boudon-Millot Véronique, Bourgeois Bernard, de Ladoucette Olivier, Reber Bernard, Sarfati Georges-Elia
De Galien de Pergame, héritier d'Hippocrate, à Victor Frankl, père de la « logothérapie », en passant par Freud ou Ostad Elahi, une question court à travers les âges : celle d'une santé, et donc d'une médecine et d'une thérapie, qui prendraient en vue l'homme tout entier, « corps et âme ». Ainsi, quels sont les facteurs psychologiques et spirituels du bien être et de la longévité ? Qu'est-ce qu'une « maladie de l'âme » ? Telles sont quelques-unes des questions sur lesquelles se penchent ensemble les intervenants de cette journée.
(Coll. Journées de la solidarité humaine, 18.00 euros, 168 p.)
ISBN : 978-2-343-12693-7, ISBN EBOOK : 978-2-14-004335-2

ESTHÉTIQUE & PSYCHIATRIE
Godefroy Michel
Cet ouvrage établit l'hypothèse selon laquelle l'esthétique et son conflit primaire, considérés comme un choc fondateur de l'appareil psychique, pouvaient jouer un rôle dans la psychopathologie des troubles mentaux. Après une première partie établissant les bases de l'hypothèse, celle-ci voit son illustration dans la seconde partie qui étudie les principaux syndromes de la clinique psychiatrique. Une nouvelle approche de l'esthétique et de la psychiatrie est alors ouverte.
(Coll. Eidos série Retina, 21.50 euros, 208 p.)
ISBN : 978-2-343-12739-2, ISBN EBOOK : 978-2-14-004308-6

LA PSYCHANALYSE ET LES RÉANIMÉS
Les vêtir de paroles
Gazengel Joseph
La réanimation naissante a rencontré l'auteur, médecin, dès le début de sa pratique de l'hôpital, puis ils ne se sont guère quittés. Même la retraite ne les a pas tenus longtemps séparés, puisqu'elle l'a bientôt rattrapé dans l'expérience personnelle de la maladie. Cet ouvrage offre une lecture ciselée au scalpel du monde de la maladie et de l'hôpital, tant du point de vue du malade que de celui du médecin.
(Coll. Clinique psychanalytique et Institution, 16.00 euros, 146 p.)
ISBN : 978-2-343-12496-4, ISBN EBOOK : 978-2-14-004161-7

PSYCHIATRIE ET INTERDISCIPLINARITÉ
Marchais Pierre
Avec la participation d'Alain Cardon
À l'ère du numérique, la connaissance en psychiatrie tend à devenir plus globale et plus précise. Elle consiste à établir des liens entre des disciplines différentes, malgré les frontières qui les séparent. Cet ouvrage nous prouve que l'interdisciplinarité éclaire progressivement la psychiatrie par de nouvelles connaissances plus cohérentes et congruentes avec le réel, incitant à adopter des traitements mieux ciblés et plus adaptés.
(23.50 euros, 230 p.)
ISBN : 978-2-343-12235-9, ISBN EBOOK : 978-2-14-004155-6

GUÉRIR PAR LE RÊVE
L'onirothérapie depuis l'Antiquité jusqu'à nos jours
Crocq Louis
De tous temps, les humains ont demandé au rêve la guérison de leurs maux. Dans l'Antiquité gréco-romaine, cette pratique de l'« onirothérapie » était courante. Plus tard, Freud découvrit la fonction essentielle des rêves, qui était alors de satisfaire dans l'imaginaire un désir resté inassouvi dans la vie réelle. Cet ouvrage revient sur l'histoire de cette pratique, analysant notamment le somnambulisme artificiel, l'hypnose ou encore le rêve éveillé, et ce afin de traiter les troubles psychiques et psychosomatiques.
(23.50 euros, 220 p.)
ISBN : 978-2-343-12337-0, ISBN EBOOK : 978-2-14-004197-6

LA VIE AU CŒUR DE LA PERTE
Bejar Marie
On pourrait croire qu'il s'agit d'une histoire de pertes : perdre la santé, la vie, l'homme qu'on aime... Mais on y découvre surtout une histoire de vie, d'amour, de ressources et de transformation. La première partie du témoignage traite de cette maladie qui mène à la mort. La deuxième partie évoque les deux premières années de deuil. L'auteure puise dans ses notes, ses rêves et ses créations picturales.
(Coll. Au-delà du Témoignage, 14.00 euros, 88 p.)
ISBN : 978-2-343-12281-6, ISBN EBOOK : 978-2-14-004175-4

DE L'OMBRE À LA LUMIÈRE

Mon parcours de personne drépanocytaire

Bokapa Ewe Minel Princilia - Préface du Dr Gilius Primaël Aloumba

La drépanocytose est une maladie du sang, causée par la mutation du gène de l'hémoglobine. C'est une maladie génétique dont les principales manifestations sont les crises vaso-occlusives. Cet ouvrage relate le combat de vie de l'auteure contre la maladie. La drépanocytose est dépeinte sous tous ses aspects, abordant aussi bien les luttes physiques que psychologiques.

(Coll. Harmattan Congo-Brazzaville, 18.00 euros, 170 p.)

ISBN : 978-2-343-12034-8, ISBN EBOOK : 978-2-14-004141-9

SCIENCES ET ACTION PUBLIQUE : UN MARIAGE FÉCOND

L'exemple de l'alcool au volant

Pérez-Diaz Claudine

Faut-il fonder des politiques publiques sur les sciences ? Cet ouvrage répond à cette question sur le phénomène de l'alcool au volant, en rassemblant les apports de travaux scientifiques et d'archives institutionnelles. La genèse de diverses lois montre que le droit intègre tardivement des savoirs qui pourtant le légitiment. L'auteur revient sur l'analyse de la mise en œuvre de ces lois, qui atteste d'une lente imprégnation de l'action publique par des acquis scientifiques.

(Coll. Sciences et Société, 25.00 euros, 248 p.)

ISBN : 978-2-343-12366-0, ISBN EBOOK : 978-2-14-004157-0

MÉMOIRES D'UNE SAGE-FEMME

Hymne à la vie, hymne à l'amour

Arqué-Mathon Françoise

Ces mémoires racontent près de quarante ans d'exercice passionné du métier de sage-femme. À travers ce récit personnel se dessine une évolution : le dogme du « tu accoucheras dans la douleur », battu en brèche par la méthode du docteur Lamaze et, surtout, la reconnaissance de la sensorialité du bébé scientifiquement prouvée. Malgré les résistances de certains, l'auteur a pris part à cette évolution qui correspondait à ses intuitions de débutante, renforcées par son expérience.

(20.00 euros, 236 p.)

ISBN : 978-2-343-12530-5, ISBN EBOOK : 978-2-14-004160-0

MÉDICALISER L'AFRIQUE

Enjeux, processus et stratégies d'introduction de la médecine occidentale au Gabon (XIXe-XXe siècle)

Mabika Ognandzi Hines

Jusqu'à la fin des années 1880, la pratique de la médecine occidentale au Gabon a surtout lieu sur mer. Dès les années 1890, on assiste à un glissement de la médecine de la mer vers la terre ferme. Ainsi, pourquoi et comment passe-t-on d'un navire-hôpital sur mer à la case de santé à terre, de la case de santé aux ambulances-hôpitaux, puis aux centres hospitaliers universitaires ? Cet ouvrage reconstitue ce processus de médicalisation.

(Coll. Racisme et eugénisme, 31.00 euros, 304 p.)

ISBN : 978-2-343-11857-4, ISBN EBOOK : 978-2-14-004109-9

PRÉVENTION DE L'OSTÉOPOROSE
Un problème majeur de santé publique
Blain Alain
Les travaux récents mettent en évidence l'importance d'un capital osseux optimal comme prévention efficace de l'ostéoporose. L'accent est mis sur la nécessité de l'équilibre alimentaire et nutritionnel et la pratique régulière des activités physiques et sportives, modérées et programmées. Cet ouvrage apporte des données complémentaires aux connaissances habituelles, grâce aux recherches et travaux expérimentaux dans le domaine du sport.
(18.50 euros, 160 p.)
ISBN : 978-2-343-09906-4, ISBN EBOOK : 978-2-14-004055-9

EUGÈNE MINKOWSKI – Philosophe de la psychiatrie
Grulier Jean-Claude
L'œuvre d'Eugène Minkowski (1885-1972) est méconnue. Après des études de mathématiques puis de philosophie, il se consacre à la médecine et se spécialise en psychiatrie. Il écrit de nombreux ouvrages qui feront date dans le domaine médical (*Traité de psychopathologie*) ou philosophique (*Le temps vécu*). Mais ces deux disciplines sont-elles dissociables ?
(Coll. Psycho-Logiques, 28.00 euros, 272 p.)
ISBN : 978-2-343-10773-8, ISBN EBOOK : 978-2-14-004072-6

SOS MÉDECINS – Un pionnier raconte
Barrié Jean-Bernard
La naissance de SOS Médecins découla d'un constat étonnant et révoltant : « En France, on traite mieux les tuyaux de plomb que les coronaires ». C'est alors qu'une vingtaine de médecins dans les années 70 ont remplacé, la nuit, les médecins traitants pour assurer leurs urgences. L'auteur nous conte ici ses gardes de nuit à SOS médecins Paris, à travers plusieurs scènes de vie qui rendent compte de l'intensité des missions effectuées.
(28.00 euros, 340 p.)
ISBN : 978-2-343-10325-9, ISBN EBOOK : 978-2-14-003918-8

VAINCRE L'OBÉSITÉ
Marre Philippe - Préface d'Anne-Sophie Joly
L'obésité a toujours existé. Dans nos sociétés d'abondance, l'alimentation de base est à la portée de tous et la prévalence de l'obésité augmente. À la souffrance psychique s'ajoutent alors progressivement les complications de surpoids qui menacent la qualité de vie et diminuent l'espérance de vie. Cet ouvrage revient sur les modèles de prise en charge qui permettent d'évaluer la sévérité de l'obésité et ses complications éventuelles, et de proposer une éducation thérapeutique avec accompagnement nutritionnel et psychologique.
(Coll. Cultures et Médecines, 18.00 euros, 168 p.)
ISBN : 978-2-343-11975-5, ISBN EBOOK : 978-2-14-003773-3

L'HARMATTAN ITALIA
Via Degli Artisti 15; 10124 Torino
harmattan.italia@gmail.com

L'HARMATTAN HONGRIE
Könyvesbolt ; Kossuth L. u. 14-16
1053 Budapest

L'HARMATTAN KINSHASA
185, avenue Nyangwe
Commune de Lingwala
Kinshasa, R.D. Congo
(00243) 998697603 ou (00243) 999229662

L'HARMATTAN CONGO
67, av. E. P. Lumumba
Bât. – Congo Pharmacie (Bib. Nat.)
BP2874 Brazzaville
harmattan.congo@yahoo.fr

L'HARMATTAN GUINÉE
Almamya Rue KA 028, en face
du restaurant Le Cèdre
OKB agency BP 3470 Conakry
(00224) 657 20 85 08 / 664 28 91 96
harmattanguinee@yahoo.fr

L'HARMATTAN MALI
Rue 73, Porte 536, Niamakoro,
Cité Unicef, Bamako
Tél. 00 (223) 20205724 / +(223) 76378082
poudiougopaul@yahoo.fr
pp.harmattan@gmail.com

L'HARMATTAN CAMEROUN
TSINGA/FECAFOOT
BP 11486 Yaoundé
699198028/675441949
harmattancam@yahoo.com

L'HARMATTAN CÔTE D'IVOIRE
Résidence Karl / cité des arts
Abidjan-Cocody 03 BP 1588 Abidjan 03
(00225) 05 77 87 31
etien_nda@yahoo.fr

L'HARMATTAN BURKINA
Penou Achille Some
Ouagadougou
(+226) 70 26 88 27

L'HARMATTAN SÉNÉGAL
10 VDN en face Mermoz, après le pont de Fann
BP 45034 Dakar Fann
33 825 98 58 / 33 860 9858
senharmattan@gmail.com / senlibraire@gmail.com
www.harmattansenegal.com

www.ingramcontent.com/pod-product-compliance
Lightning Source LLC
LaVergne TN
LVHW051406061026
849535LV00009B/3398
* 9 7 8 2 3 4 3 1 3 9 9 3 7 *